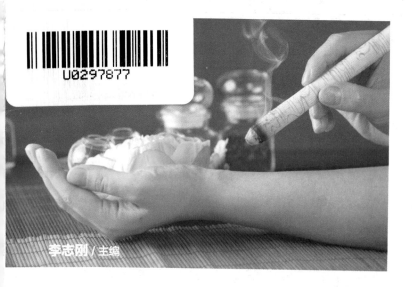

U0297877

李志刚 / 主编

穴位艾灸
全真图解

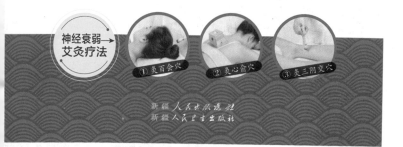

神经衰弱→
艾灸疗法

①灸百会穴　②灸心俞穴　③灸三阴交穴

新疆人民出版远社
新疆人民卫生出版社

图书在版编目（CIP）数据

穴位艾灸全真图解 /李志刚主编. --乌鲁木齐:
新疆人民卫生出版社,2015.5 (2017.3重印)

ISBN 978-7-5372-6130-2

Ⅰ.①穴… Ⅱ.①李… Ⅲ.①艾灸—图解 Ⅳ.
①R245.81-64

中国版本图书馆CIP数据核字(2015)第048923号

穴位艾灸全真图解
XUEWEI AIJIU QUANZHEN TUJIE

出版发行	新疆人民出版总社 新疆人民卫生出版社
责任编辑	张 宁
摄影摄像	深圳市金版文化发展股份有限公司
策划编辑	深圳市金版文化发展股份有限公司
封面设计	深圳市金版文化发展股份有限公司
地　　址	新疆乌鲁木齐市龙泉街196号
电　　话	0991-2824446
邮　　编	830004
网　　址	http://www.xjpsp.com
印　　刷	深圳市雅佳图印刷有限公司
经　　销	全国新华书店
开　　本	711毫米×1016毫米 32开
印　　张	7.5
字　　数	150千字
版　　次	2016年5月第1版
印　　次	2017年3月第3次印刷
定　　价	19.80元

　　瞬息万变的生活，让紧张生活中的人们身心皆处于亚健康状态而不自知。当腰酸背痛、颈肩酸痛、四肢无力、浑身没劲等毛病找上门来，现代医学却无法给出一个具体可行的解决办法时，我们渴望能有一种方法来拯救我们。艾灸——正是很好的选择，给我们的健康多一重保障。

　　艾灸是用燃烧的艾草熏烤身体的某个部位。它是以有"长寿之草"之称的艾草为主要原料，通过对人体穴位施灸，产生温热刺激作用，从而达到防病治病的目的。艾灸是我国传统中医源远流长的宝贵遗产，属于自然医疗保健疗法，千百年来广泛流传于民间，俗语有云："家有三年艾，郎中不用来。"

　　艾灸作为一种古老的防病治病方法，对很多疾病都具有很好的疗效。《灵枢·官能》中说："针所不为，灸之所宜。"

　　本书用通俗易懂的语言讲解了艾灸的医学理论，教给您简便、实用又有效的防病、保健和治疗方法。本书图文并茂，每个步骤均配有真人取穴图和操作图，让你学会扶正人体阳气，驱除体内寒邪、瘀滞的艾灸法。此书无论有无医学基础都可以轻松入门，为自己、为家人解急时之需、疗身体之疾，让它成为您最实用的防病、治病"参考书"。

目录

第1章

祖先留给我们的养生祛病秘方——艾灸

艾灸穴位能够有效祛病保健康 …… 002

简便取穴法，教您轻松找到穴位 …… 004

常用的艾灸基础手法 …… 006

艾灸的适应证和禁忌证 …… 010

艾灸时应注意的事项 …… 012

艾灸后疾病好转的征象 …… 013

第2章

艾灸祛病保健康

⑥ 呼吸系统疾病

感冒 …… 016

发热 …… 018

咳嗽 …… 020

肺炎 …… 022

肺结核 …… 024

胸闷 …… 026

支气管炎 …… 028

哮喘 …… 030

胸膜炎 …… 032

空调病 …… 034

⑥ 心脑血管疾病

头痛 …… 036

偏头痛 …… 038

高血压 …… 040

低血压 …… 042

冠心病 …… 044

心律失常 …… 046

贫血 …… 048

血栓闭塞性脉管炎 …… 050

中风后遗症 …… 052

⑥ 精神和神经系统疾病

失眠 …… 054

眩晕 …… 056

三叉神经痛 …… 058

面肌痉挛 …… 060

肋间神经痛·················062

神经衰弱·················064

癫痫·················066

疲劳综合征·················068

⑥ 消化系统疾病

消化不良·················070

急性肠炎·················072

胃痛·················074

胃痉挛·················076

呕吐·················078

痢疾·················080

便秘·················082

腹胀·················084

腹泻·················086

脂肪肝·················088

肝硬化·················090

慢性胃炎·················092

胃下垂·················094

消化性溃疡·················096

胆结石·················098

痔疮·················100

⑥ 泌尿生殖系统疾病

慢性肾炎·················102

前列腺炎·················104

膀胱炎·················106

尿潴留·················108

尿道炎·················110

早泄·················112

阳痿·················114

遗精·················116

阴囊潮湿·················118

性冷淡·················120

不育症·················122

⑥ 内分泌及循环系统疾病

糖尿病·················124

高脂血症·················126

甲亢·················128

地方性甲状腺肿大·················130

痛风·················132

水肿·················134

肥胖症·················136

疝气·················138

醉酒·················140

⑥ 妇产科疾病

痛经·················142

月经不调·················144

闭经·················146

崩漏·················148

带下病·················150

乳腺增生·················152

子宫脱垂·················154

慢性盆腔炎·················156

产后腹痛·················158

产后缺乳·················160

不孕症 ·········· 162

宫颈炎 ·········· 164

子宫内膜炎 ·········· 166

阴道炎 ·········· 168

更年期综合征 ·········· 170

◎ **骨伤科疾病**

颈椎病 ·········· 172

肩周炎 ·········· 174

落枕 ·········· 176

膝关节炎 ·········· 178

脚踝疼痛 ·········· 180

小腿抽筋 ·········· 182

腰酸背痛 ·········· 184

急性腰扭伤 ·········· 186

腰椎间盘突出 ·········· 188

坐骨神经痛 ·········· 190

◎ **五官科疾病**

鼻炎 ·········· 192

鼻出血 ·········· 194

中耳炎 ·········· 196

口腔溃疡 ·········· 198

急性扁桃体炎 ·········· 200

颞下颌关节功能紊乱

综合征 ·········· 202

梅尼埃综合征 ·········· 204

◎ **皮肤科疾病**

痤疮 ·········· 206

黄褐斑 ·········· 208

荨麻疹 ·········· 210

脚气 ·········· 212

第3章

艾灸养生，未病先防

健脾养胃 ·········· 216

养心安神 ·········· 218

疏肝解郁 ·········· 220

宣肺理气 ·········· 222

补肾强腰 ·········· 224

益气养血 ·········· 226

排毒通便 ·········· 228

消除疲劳 ·········· 230

强身健体 ·········· 232

第1章

祖先留给我们的养生祛病秘方
——艾灸

李时珍在《本草纲目》中记载："艾叶可以取太阳真火，灸之则通诸经，而治百种病邪，起沉疴之人为康泰。"本章将分别从艾灸的功效、操作手法、注意细节、禁忌证、适应证等方面详细介绍艾灸的基础知识，让你轻松入门，简单艾灸。

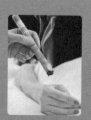

艾灸穴位能够有效祛病保健康

艾灸疗法又名灸疗，是用艾草或艾绒烧灼或温熨体表穴位或疼痛处的一种疗法。借助艾火的温和热力及药物作用，通过经络的传导作用，艾灸穴位可以温通经脉、扶正祛邪，达到防病保健、养生美容之功效。由于其安全性高、无毒副作用、简单易操作，因此深受大众喜爱。艾灸疗法的主要作用归结为以下：

◎ 温经散寒

人体的正常生命活动有赖于气血的作用，气行则血行，气止则血止，血气在经脉中流行，完全是由于"气"的推送。灸法是应用其温热刺激，起到温经通痹的作用。通过热灸对经络穴位的温热性刺激，可以温经散寒，加强机体气血运行，达到临床治疗的目的。所以灸法可用于血气运行不畅，留滞凝涩引起的痹证、腹泻等疾病，效果甚为显著。

◎ 调和气血

正常的机体，气血在经络中周流不息，循序运行，如果由于外因的侵袭，人体或局部气血凝滞，经络受阻，即会出现肿胀疼痛等症状和一系列功能障碍。此时，灸治一定的穴位，可以起到调和气血、疏通经络、平衡机能的作用。临床上可用于疮疡疖肿、冻伤、瘰疬、不孕症、扭挫伤等，尤以外科、骨伤科应用较多。

◎ 扶阳固脱

凡出现呕吐、下痢、手足厥冷、脉弱等阳气虚脱的危重患者，用大艾炷重灸关元、神阙等穴，往往可以起到扶阳固脱、回阳救逆、挽救垂危之疾的作用。在临床上常用于中风脱症、急性腹痛吐泻、痢疾等急症的救治。

◎ 升阳举陷

由于阳气虚弱不固等原因可致上虚下实，气虚下陷，出现脱肛、阴挺、久泄久痢、崩漏、滑胎等，灸疗不仅可以起到益气温阳、升阳举陷、安胎固经等作用，对卫阳不固、腠理疏松者，亦有效果，如脱肛、阴挺、久泄等病，可灸百会穴来升阳举陷。

◎ 拔毒泄热

古代文献中有"热可用灸"的记载，历代医籍均将灸法作为疮疡肿胀的一个重要治法。灸法能以热引热，使热外出。灸能散寒，又能清热，表明对机体原来的功能状态起双向调节作用。

◎ 防病保健

我国古代医家中早就认识到预防疾病的重要性，并提出了"防病于未然""治未病"的学术思想。艾灸除了有治疗作用外，还有预防疾病和保健的作用，是防病保健的方法之一。艾灸穴位可使人胃气盛，阳气足，精血充，从而加强了身体抵抗力，病邪难犯，达到防病保健之功。

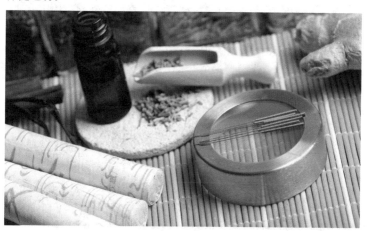

简便取穴法，教您轻松找到穴位

使用艾灸疗法，如果找对了穴位，再加上适当的灸法，便可以益寿延年，防治身体的各类疾病。但如果在一窍不通或是一知半解的情况下胡乱摆弄，则往往会弄巧成拙。所以，在进行自我艾灸之前，要先学会如何找准穴位。

◎ 手指同身寸度量法

手指同身寸度量取穴法是指以患者本人的手指为标准度量取穴，是临床取穴定位常用的方法之一。这里所说的"寸"，与一般尺制度量单位的"寸"是有区别的，是用被取穴者的手指作尺子测量的。由于人有高矮胖瘦之分，不同的人用手指测到的一寸也不等长。因此，测量穴位时要用被测量者的手指作为参照物，才能准确地找到穴位。

（1）拇指同身寸：拇指指间关节的横向宽度为1寸。

（2）中指同身寸：中指中节屈曲，内侧两端纹头之间作为1寸。

（3）横指同身寸：又称"一夫法"，指的是食指、中指、无名指、小指并拢，以中指近端指间关节横纹为准，四指横向宽度为3寸。

另外，食指和中指二指指腹横宽（又称"二横指"）为1.5寸。食指、中指和无名指三指指腹横宽（又称"三横指"）为2寸。

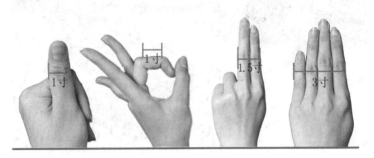

◎ 简便定位法

简便定位法是临床中一种简便易行的腧穴定位方法。如立正姿势，手臂自然下垂，其中指端在下肢所触及处为风市穴；两手虎口自然平直交叉，一手指压在另一手腕后高骨的上方，其食指尽端到达处取列缺穴；握拳屈指时中指尖处为劳宫穴；两耳尖连线的中点处为百会穴等。此法是一种辅助取穴方法。

◎ 骨度分寸法

此法始见于《灵枢·骨度》篇，它是对人体的各部位分别规定其折算长度，作为量取腧穴的标准。如前后发际间为12寸；两乳头之间为8寸；胸骨体下缘至脐中为8寸；脐孔至耻骨联合上缘为5寸；肩胛骨内缘至背正中线为3寸；腋前（后）横纹至肘横纹为9寸；肘横纹至腕横纹为12寸；股骨大粗隆（大转子）至膝中为19寸；膝中至外踝尖为16寸；胫骨内侧髁下缘至内踝尖为13寸。

◎ 标志参照法

固定标志：常见判别穴位的标志有眉毛、乳头、指甲、脚踝等。如神阙穴位于腹部脐中央，天突穴位于胸骨上窝中央。

动作标志：需要作出相应的动作姿势才能显现的标志，如张口取耳屏前凹陷处即为听宫穴。

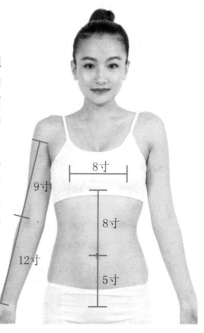

常用的艾灸基础手法

如今人们早已意识到健康的重要性，保健、养生、未病先防的理念已经深入人心。在保健养生的过程中，总有一些部位是药物无法到达，针也不能企及的。艾灸疗法的温热作用可以深度渗透体内，对人体的穴位和病患部位进行持续的温热刺激，调节机体自身功能和阴阳平衡。以下就为大家详细介绍一些常用的艾灸手法。

01 艾炷灸——艾叶苦辛，能回垂绝之阳

艾炷灸是将艾炷直接或间接置于穴位上施灸的方法。制作艾炷时，先将艾绒置于手心，用拇指搓紧，再放到平面桌上，以拇、食、中指捻转成上尖下圆底平的圆锥状。麦粒大者为小炷，黄豆大者为中炷，蚕豆大者为大炷。

在施灸时，每燃完一个艾炷，称之为"一壮"。施灸时的壮数多少、艾炷大小，可根据疾病的性质、病情的轻重、体质的强弱而定。根据不同的操作方式，艾炷灸可分为直接灸（着肤灸）和间接灸（隔物灸）两大类。一般而言，用于直接灸时，艾炷要小些；用于间接灸时，艾炷可大些。下面，我们为大家分别详细介绍：

◇**直接灸：**施灸时多用中、小艾炷。可在施灸穴位的皮肤上涂少许石蜡油或其他油剂，使艾炷易于固定，然后将艾炷直接放在穴位上，用火点燃尖端。当患者皮肤不能耐受灼热感时，用镊子将艾炷夹去，继而更换新艾炷施灸。此法适用于虚寒证及眩晕、皮肤病等。

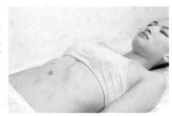

◇**间接灸**：在艾炷与皮肤之间垫上某种药物而施灸，具有艾灸与药物的双重作用，加之本法火力温和，患者易于接受，故广泛应用于内、外、妇、儿、五官科疾病。间接灸根据其衬隔物品的不同，可分为以下三种灸法。

（1）隔姜灸：用厚约0.3厘米的生姜一片，在中心处用针穿刺数孔，上置艾炷放在穴位上施灸，待患者有局部灼痛感时，略略提起姜片，或更换艾炷再灸。一般每次灸5～10壮，以局部潮红为度。此法简便，易于掌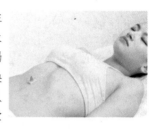握，一般不会引起烫伤，可以根据病情反复施灸，对虚寒病症，如腹痛、泄泻、痛经、关节疼痛等，均有疗效。

（2）隔蒜灸：取厚约0.3厘米的蒜片，用细针于中间穿刺数孔，上置艾炷放在穴位上施灸。艾炷如黄豆大，每灸4～5壮更换蒜片。也可将大蒜捣成泥状，敷于穴上或患处，上置艾炷施灸。本法适用于治疗痈、疽、疮、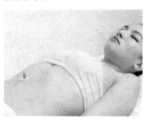疖等外伤疾患。

（3）隔盐灸：用于脐中（神阙穴）施灸。操作时用食盐填平脐孔，再放上姜片和艾炷施灸。若患者脐部凸起，可用水调面粉，搓成条状围在脐周，再将食盐放入面圈内隔姜施灸。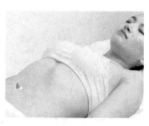本法对急性腹痛吐泻、痢疾和四肢厥冷等症，具有回阳救逆之功。

02 艾条灸——调整人体机能，提高身体抵抗力

艾条灸是目前人们最为常用的灸法，因其方便、安全、操作简单，最适于进行家庭自我保健和治疗。将艾条点燃后在穴位或病变部位进行熏灸的方法，又称艾卷灸法。根据艾条灸的操作方法，分为温和灸、雀啄灸和回旋灸三种。

◇**温和灸：** 施灸者手持点燃的艾条，对准施灸部位，在距皮肤3厘米左右的高度进行固定熏灸，使施灸部位温热而不灼痛，一般每处需灸5分钟左右。

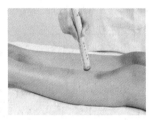

对神志不清、局部知觉减退的患者或小儿施灸时，术者可将另一只手的食、中两指分置于施灸部位两侧，通过术者的手指感觉局部皮肤的受热程度，调节艾灸距离，防止烫伤。

◇**雀啄灸：** 施灸者手持点燃的艾条，在施灸穴位皮肤的上方约3厘米处，如鸟雀啄食一样做一起一落，忽近忽远的手法施灸。一般每处熏灸3～5分钟。注意向下活动时，不可使艾条触及皮肤，且应及时掸除烧完的灰烬，以防烫伤。

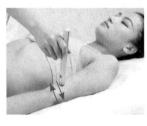

◇**回旋灸：** 施灸者手持燃着的艾条，在施灸部位的上方约3厘米高度，根据病变部位的形状做速度适宜的上下、左右反复移动或反复旋转熏灸。此法能使较大范围内的皮肤温热而不灼痛。

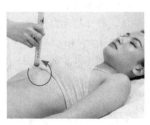

03 天灸——灸除"内毒"，一身轻松

天灸，近来称之为药物发疱灸，是用一些对皮肤有刺激性、能引起发疱的药物敷贴于穴位或患处的一种无热源灸法。敷药后能使局部皮肤潮红、充血，甚至引起疱如火燎，故称天灸。天灸所用药物大多是单味中药，但也有用复方的。常用的有毛茛、大蒜、白芥子、巴豆、细辛、吴萸、甘遂、天南星、蓖麻子等数十种。下面为大家简单介绍一些常用的天灸方法。

◇**白芥子灸：**取白芥子末5～10克，用水或醋调为糊状，敷贴穴位上，再以油纸覆盖，胶布固定；或取白芥子末1克，置于直径3厘米的圆形胶布中央，直接贴在穴位上。敷灸2～4小时，以局部充血、潮红或皮肤起疱为度。可用于治疗关节痹痛、肺结核、口眼歪斜等。临床常用复方白芥子敷灸（冬病夏治哮喘膏）治疗支气管哮喘和支气管炎。取白芥子、延胡索各21克，甘遂、细辛各12克，共研细末（为1人3次用量）。在夏季伏天施灸时，每次取药末1/3量用生姜汁调如糊膏状，并加麝香少许，分摊于6块直径3厘米的油纸上，分别敷于肺

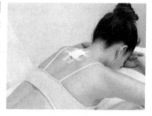

俞、心俞、膈俞处，用胶布固定，每次敷灸4～6小时。从初伏开始，每伏（10日）各敷灸1次，每年敷灸3次，连续治疗3年。

◇**蒜泥灸：**取紫皮大蒜适量，捣烂敷涌泉穴治疗咯血、吐血；敷合谷穴治疗扁桃体炎；敷鱼际穴治疗喉痹。一般敷灸1～3小时，以局部皮肤发痒、潮红或起疱为度。

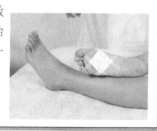

艾灸的适应证和禁忌证

艾灸通过刺激穴位激发经络的功能，从而起到调节阴阳平衡、促使机体功能活动恢复正常的作用。因此，灸法的适应证十分广泛，不论寒热虚实、表里阴阳，都可以通过艾灸达到机体的动态平衡。但是为了更安全有效地运用艾灸，我们需要详细了解艾灸的适应证和禁忌证。

◎ 适应证

艾灸，作为中医保健治病第一法，基本上可以治疗临床上所见到的病症。

（1）寒邪内伏：凡受寒、饮冷而致脘腹胀满，消化不良者，均宜灸之，可起温中散寒，调整脾胃的功效。

（2）气虚下陷：凡气虚下陷之症，如胃下垂、子宫下垂、脱肛等，均可施行灸法，可起温阳起陷，行气活血之效。

（3）寒热虚实：从临床实验证明，灸疗法不但对阴证、寒证、虚证有效，而且对阳证、热证、实证也有效。如疔疮、疖肿、甲沟炎、痔疮等疾患，于初起时灸之，辄获良效。

（4）厥逆吐泻：《伤寒论》说"少阴病吐利，手足不逆冷，反发热者不死，脉不至者，灸少阴七壮。"说明灸疗对厥逆吐泻，脉微细弱者，颇有回阳救逆，镇吐止泻之效。

（5）暴病急症：《医学入门》里描述"凡病药之不及，针之不到，必须灸之。"例如霍乱吐泻，四肢厥冷，脉微欲绝者，可取盐填脐中灸之，便可温中回阳；又如中风脱症，鼾呼痰鸣，脸色苍白，多汗，目合，口张，脉细而弱者，宜急取气海、关元、神阙，用大艾炷灸之，即可回阳固脱；小儿惊风灸印堂；妇女崩漏，灸隐白；鼻出血灸上星等。

（6）诸虚百损：灸法不但能治疗急症，还能治疗许多慢性疾患，例如子宫下垂灸关元、气海、归来、提托诸穴；脱肛灸长强、上仙（十七椎下）、百会诸穴；肾虚泄泻灸天枢、十字灸穴（水分、神阙、气海）、四隅（梁门、大巨）、大肠俞诸穴等。

◎ 禁忌证

由于艾灸以火熏灸，施灸不注意有可能引起局部皮肤的烫伤，另一方面，施灸的过程中要耗伤一些精血，所以有些部位或有些人是不能施灸的，这些就是施灸的禁忌。古代施灸法，禁忌较多，虽然有些可以打破，但有些情况确实是应禁忌的。

（1）凡暴露在外的部位，如颜面，不要直接灸，以防形成瘢痕，影响美观。

（2）皮薄、肌少、筋肉结聚处，妊娠期妇女的腰骶部、下腹部，男女的乳头、阴部、睾丸等不要施灸。另外，关节部位不要直接灸。此外，大血管处、心脏部位不要灸，眼球属颜面部，也不要灸。

（3）极度疲劳、过饥、过饱、醉酒、大汗淋漓、情绪不稳定时，不可施灸。

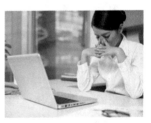

（4）某些传染病、高热、昏迷、抽风期间，或身体极度衰竭、形瘦骨立者等忌灸。

（5）无自制能力的人如精神病患者等忌灸。

艾灸时应注意的事项

艾灸疗法既可治疗虚证、寒证，又可治疗实证、热证，对治疗内科、外科、妇科、儿科、耳鼻喉科、皮肤科以及在预防疾病、延年益寿等方面，都有显著疗效。

艾灸疗法的治疗范围非常广泛，但在艾灸疗法的具体操作中，还应注意以下事项：

（1）术者在施灸时要聚精会神，以免烧烫伤受灸者的皮肤或损坏病人的衣物。

（2）对昏迷的病人、肢体麻木及感觉迟钝的受灸者和小儿，在施灸过程中灸量不宜过大。

（3）如果受灸者的情绪不稳，或在过饥、过饱、醉酒、劳累、阴虚内热等状态下，要尽量避免使用艾灸疗法。

（4）受灸者在艾灸前后都应喝一杯温水，水的温度略高于体温（60℃左右）为宜。

（5）施灸的过程中如果出现发热、口渴、红疹、皮肤瘙痒等异常症状时，一般不要惊慌，继续采用艾灸疗法灸治下去，这些症状就会消失。

（6）施灸的时间长短应该是循序渐进的，施灸的穴位也应该由少至多，热度也是逐渐增加的。

（7）受灸者在采用艾灸疗法治疗疾病的过程中，尽量不要食生冷的食物（如喝冷水、吃凉饭等），否则会不利于疾病的治疗。

（8）受灸者的心脏、大血管及黏膜附近少灸或不灸，发炎部位禁止采用艾灸的方法进行治疗，孕妇的腹部及腰骶部属于禁灸部位。

艾灸后疾病好转的征象

艾灸是中医学中的一种防病治病、养生延寿的简便易行又切实有效的方法。使用艾灸治疗疾病的人很多，但每个用过的人感觉都不一样。有的人感觉很明显，见效很快，有的人见效就很慢。灸感的强弱一般代表了经络的阻塞程度。有灸感、灸感强，说明自身的经络通畅，作用立竿见影；没有灸感也不是没有效果，而是表示经络中邪气瘀积严重，需要一些时间开瘀散阻，作用就会慢一些。艾灸后身体都有哪些反应呢，哪些征象又是表示疾病正在好转呢？下面为大家详细介绍：

（1）灸时全身或半身出汗，此多虚多寒，属邪毒外排的现象，一般施灸2～5次后可缓解。

（2）灸时痒，多为风、为虚、为湿。

（3）灸时身体抖动，多为肝经问题，属经络不畅达的原因。

（4）灸时腿、肩颈、脚等冒风或冒凉气，多为寒气或风气外排的原因。

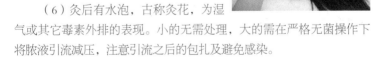

（5）灸时热量可达腹内或下肢，多为虚寒体质，为好转的表现。

（6）灸后有水泡，古称灸花，为湿气或其它毒素外排的表现。小的无需处理，大的需在严格无菌操作下将脓液引流减压，注意引流之后的包扎及避免感染。

（7）灸后局部起红疹，多在灸完2～3天后出现，多属湿气外排的好转反应。

（8）灸后伤口处发痒、发红、发肿、化脓，属伤口处有湿热

（或寒湿）外排现象，属好转反应。

（9）灸后膝盖处有向外冒风感或发麻感，属风邪外排（或湿气）外排现象。

（10）灸后不热，没有感觉，多为身体经络瘀阻不通，或身体非常好的表现。

（11）灸后腹泻，并无气虚的表现，属于排毒的反应。

（12）灸后便秘，多为气血虚或体内有热，可在灸后多喝温开水缓解。

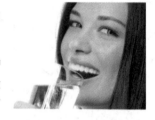

（13）灸后腰酸、腰痛，属于"气冲病灶"的反应。气血打通郁结点，本来没有感觉，现在反而有了感觉，多为身体有陈旧性损伤。

（14）灸后头晕、失眠，多为气血充足，上冲于头部的反应。

（15）灸后月经延迟或提前，属经络调整的过程，属好转反应，不影响下个月经周期。

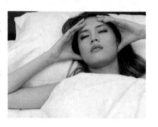

（16）乳腺增生灸疗时部分会有疼痛和蚁行感。疼痛属化瘀散结的过程，蚁行感为气血运行邪毒外排的过程。

（17）灸后上火，艾灸后会出现口干舌燥的现象，这表明体内的阴阳正在调整，阴不胜阳，这时应注意多喝温开水。有时候还会出现西医所诊断的各种炎症，这是因为病邪逐渐外发，出现炎症的地方正是病邪被驱赶外排的地方，此时应该继续艾灸，直到病邪完全被排除体外。

第2章

艾灸祛病
保健康

《本草从新》云："艾叶苦辛，纯阳之性，能回垂绝之阳，通十二经，走三阴，理气血，逐寒湿，暖子宫，以之灸火，能透诸经而治百病。"艾灸功效显著，自古以来多用于防病治病。本章将图文全解，详细介绍各科疾病的艾灸疗法。

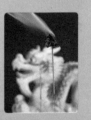

感冒

　　感冒，中医称"伤风"，是一种由多种病毒引起的呼吸道常见病。感冒一般分为风寒感冒和风热感冒。风寒感冒起病急、发热轻、恶寒重、头痛、周身酸痛、无汗、流清涕、咳嗽吐清痰等。风热感冒主要症状为发热重、恶寒轻、流黄涕、咳吐黄痰、口渴、咽痛、大便干、小便黄、扁桃体肿大等。

特效穴位
　　1. 风池　2. 列缺　3. 足三里
另外再加上灸治风府（见193页）、合谷（见131页）效果会更佳。

风池 疏风祛邪、清热解表

定位▶ 在项部，当枕骨之下，与风府相平，胸锁乳突肌与斜方肌上端之间的凹陷处。

艾灸▶ 用艾条回旋灸法来回灸治风池穴，以患者感觉温热舒适为宜。对侧以同样的方法操作。

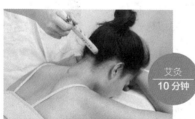

艾灸
10分钟

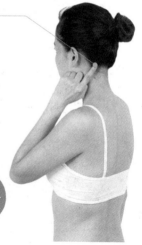

列缺 宣肺理气、止咳化痰

定位▶ 在前臂桡侧缘，桡骨茎突上方，腕横纹上1.5寸。当肱桡肌与拇长展肌腱之间。

艾灸▶ 用艾条温和灸法灸治列缺穴，以皮肤有温热感但无疼痛感为宜。对侧以同样的方法操作。

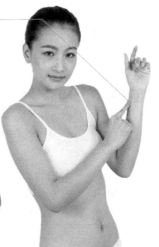

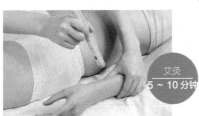

艾灸
5～10分钟

足三里 扶正培元、补中益气

定位▶ 在小腿前外侧，当犊鼻下3寸，距胫骨前缘一横指（中指）。

艾灸▶ 用艾条温和灸法灸治足三里穴，以出现明显的循经感传现象为佳。对侧以同样的方法操作。

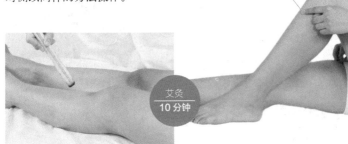

艾灸
10分钟

发热

发热是指体温高出正常标准。中医认为，发热分外感发热和内伤发热。外感发热见于感冒、伤寒、瘟疫等病症。内伤发热有阴虚发热、阳虚发热、血虚发热、气虚发热等。西医认为常见的发热激活物有来自体外的外致热原，如细菌、病毒、真菌、疟原虫等。因此感冒、炎症、癌症等均可引起发热。

特效穴位
1. 曲池　2. 足三里　3. 大椎
另外再加上灸治风门（见022页）、肺俞（见023页）效果会更佳。

曲池 宣肺解表、清热泻火

定位▶ 在肘横纹外侧端，屈肘，当尺泽与肱骨外上髁连线中点。

艾灸▶ 用艾条温和灸法灸治曲池穴，以皮肤有温热感但无疼痛感为宜。对侧以同样的方法操作。

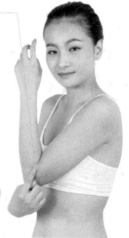

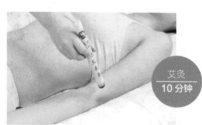

艾灸
10分钟

足三里 补虚泻热、通经活络

定位▶ 在小腿前外侧，当犊鼻下 3 寸，距胫骨前缘一横指（中指）。

艾灸▶ 用艾条温和灸法灸治足三里穴，以受灸者能忍受的最大热度为佳。对侧以同样的方法操作。

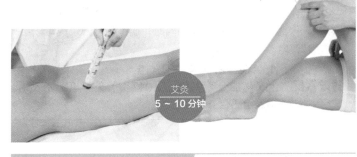

艾灸
5～10分钟

大椎 清热解表、补虚宁神

定位▶ 在后正中线上，第七颈椎棘突下凹陷中。

艾灸▶ 用艾条温和灸法灸治大椎穴，以感到舒适无灼痛感、皮肤潮红为度，注意施灸温度的调节。

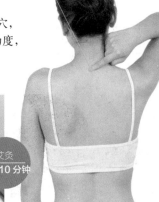

艾灸
5～10分钟

咳嗽

咳嗽是呼吸系统疾病的主要症状，中医认为咳嗽是因外感六淫，影响于肺所致的有声有痰之症。咳嗽的原因有上呼吸道感染、支气管炎、肺炎、喉炎等。咳嗽的主要症状：痰多色稀白或痰色黄稠，量少，喉间有痰声，似水笛哮鸣声音，易咳出，喉痒欲咳等。在治疗的同时，通过刺激穴位也可以缓解或治疗咳嗽。

特效穴位　**1.** 肺俞　**2.** 大椎　**3.** 丰隆
另外再加上灸治列缺（见017页）、天突（见028页）效果会更佳。

肺俞 调理肺脏、宣肺化痰

定位▶ 在背部，当第三胸椎棘突下，旁开1.5寸。

艾灸▶ 将燃着的艾灸盒放于肺俞穴上灸治，以皮肤有温热感但无疼痛感为宜，至局部皮肤潮红为度。

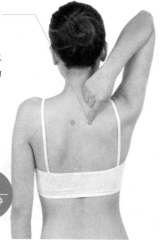

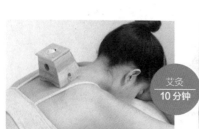

艾灸
10分钟

大椎 清热解表、补虚宁神

定位▶ 在后正中线上，第七颈椎棘突下凹陷中。

艾灸▶ 用艾条温和灸法灸治大椎穴，以出现明显的循经感传现象为佳，注意不可灼伤皮肤。

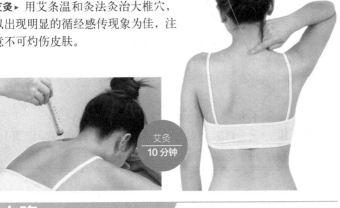

艾灸
10分钟

丰隆 化痰、祛湿、止咳

定位▶ 在小腿前外侧，当外踝尖上8寸，条口外，距胫骨前缘二横指（中指）。

艾灸▶ 用艾条温和灸法灸治丰隆穴，以受灸者能忍受的最大热度为佳。对侧以同样的方法操作。

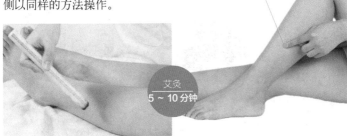

艾灸
5～10分钟

肺炎

肺炎是指终末气道、肺泡和肺间质等组织病变所发生的炎症。主要临床表现为寒战、高热、咳嗽、咳痰，深呼吸和咳嗽时，有少量痰或大量的痰，部分患者可伴胸痛或呼吸困难，病情严重者可并发肺水肿、败血症、感染性休克、支气管扩张等疾病。本病起病急，自然病程是 7 ~ 10 天。

特效穴位　　**1.** 风门　**2.** 中府　**3.** 肺俞
另外再加上灸治大椎（见019页）、列缺（见017页）效果会更佳。

风门　清热祛风、宣通肺气

定位▶ 在背部，当第二胸椎棘突下，旁开1.5寸。

艾灸▶ 将点燃的艾灸盒放于风门穴上灸治，以皮肤有温热感但无疼痛感为宜，至局部皮肤潮红为度。

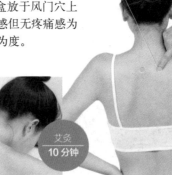

艾灸
10分钟

中府 清泻肺热、止咳化痰

定位▶ 在胸前壁的外上方，云门下1寸，平第一肋间隙，距前正中线6寸。

艾灸▶ 用艾条温和灸法灸治中府穴，以皮肤有温热感但无疼痛感为宜。对侧以同样的方法操作。

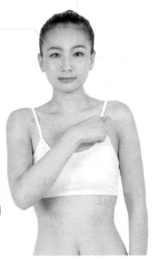

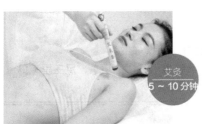

艾灸
5～10分钟

肺俞 解表宣肺、清热理气

定位▶ 在背部，当第三胸椎棘突下，旁开1.5寸。

艾灸▶ 将燃着的艾灸盒放于肺俞穴上灸治，至患者感觉局部温热舒适而不灼烫为宜。

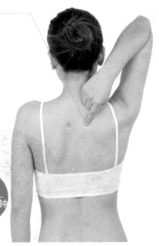

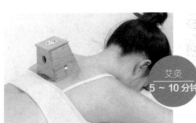

艾灸
5～10分钟

肺结核

结核病是由结核分枝杆菌引起的肺部慢性感染性疾病，以肺部结核感染最为常见。其主要临床特征为低热（午后为著）、咳嗽、咳痰、胸痛、咯血、消瘦、盗汗、四肢乏力及不同程度胸闷或呼吸困难，女性月经失调等症状。排菌者为其重要的传染源。在临床上本病多呈慢性过程，应对症治疗，如止咳祛痰治疗，加强营养。

特效穴位　**1.** 身柱　**2.** 命门　**3.** 关元
另外再加上灸治肺俞（见 023 页）、足三里（见 017 页）效果会更佳。

身柱　宣肺清热、宁神镇咳

定位▶ 在背部，当后正中线上，第三胸椎棘突下凹陷中。

艾灸▶ 将点燃的艾灸盒放于身柱穴上灸治，以皮肤有温热感但无疼痛感为宜，至局部皮肤潮红为度。

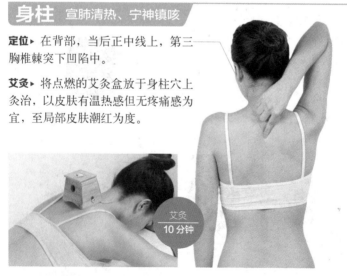

艾灸
10 分钟

命门 补肾壮阳、培补元阳

定位▶ 在腰部，当后正中线上，第二腰椎棘突下凹陷中。

艾灸▶ 将点燃的艾灸盒放于命门穴上灸治，以患者感到温热舒适无灼痛感、皮肤潮红为度。

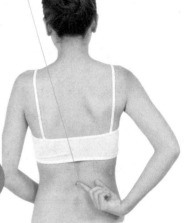

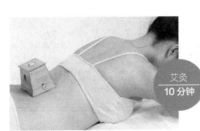

艾灸
10分钟

关元 培肾固本、补气回阳

定位▶ 在下腹部，前正中线上，当脐中下3寸。

艾灸▶ 将点燃的艾灸盒放于关元穴上灸治，以出现明显的循经感传现象为佳，有温热感为度。

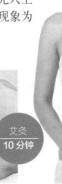

艾灸
10分钟

胸闷

胸闷，可轻可重，是一种自觉胸部闷胀及呼吸不畅的主观感觉。轻者可能是神经官能性的，即心脏、肺的功能失去调节引起的，经西医诊断无明显的器质性病变。严重者为心肺二脏的疾患引起，可由冠心病、心肌供血不足或慢支炎、肺气肿、肺心病等导致，经西医诊断有明显的器质性病变。

特效穴位   **1.** 大陵   **2.** 内关   **3.** 中脘
另外再加上灸治膻中（见032页）、膈俞（见043页）效果会更佳。

大陵   清心宁神、和胃宽胸

定位▶ 在腕掌横纹的中点处，当掌长肌腱与桡侧腕屈肌腱之间。

艾灸▶ 用艾条回旋灸法灸治大陵穴，以皮肤有温热感但无疼痛感为宜。对侧以同样的方法操作。

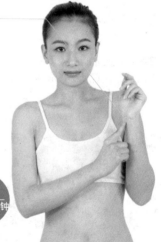

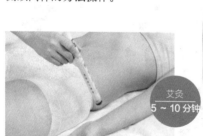

艾灸
5～10分钟

内关 宁心安神、理气宽胸

定位▶ 在前臂掌侧，当曲泽与大陵的连线上，腕横纹上 2 寸，掌长肌腱与桡侧腕屈肌腱之间。

艾灸▶ 用艾条回旋灸法灸治内关穴，热力要能够深入体内，直达病所。对侧以同样的方法操作。

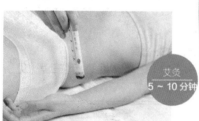

艾灸
5～10 分钟

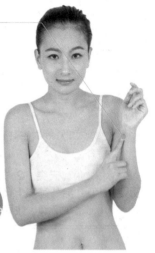

中脘 和胃健脾、降逆除闷

定位▶ 在上腹部，前正中线上，当脐中上 4 寸。

艾灸▶ 将点燃的艾灸盒放于中脘穴上灸治，至患者感觉局部温热舒适而不灼烫为宜，注意不可灼伤皮肤。

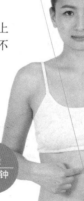

艾灸
10 分钟

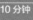

支气管炎

支气管炎是指气管、支气管黏膜及其周围组织的慢性非特异性炎症，临床上以长期咳嗽、咳痰、喘息以及反复呼吸道感染为特征。部分患者起病之前先有急性上呼吸道感染，如急性咽喉炎、感冒等。当合并呼吸道感染时，细支气管黏膜充血水肿，痰液阻塞及支气管管腔狭窄，可产生气喘（喘息）的症状。

特效穴位

1. 天突　2. 关元　3. 膏肓
另外再加上灸治膻中（见032页）、足三里（见017页）效果会更佳。

天突　理气化痰、宣肺止咳

定位▶ 在颈部，当前正中线上，胸骨上窝中央。

艾灸▶ 用艾条悬灸法灸治天突穴，以出现明显的循经感传现象为佳，有温热感为度。

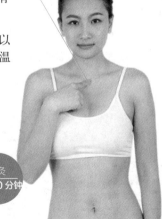

艾灸
5～10分钟

关元 培肾固本、补气回阳

定位▶ 在下腹部，前正中线上，当脐中下 3 寸。

艾灸▶ 将点燃的艾灸盒放于关元穴上灸治，以皮肤有温热感但无疼痛感为宜，至局部潮红透热为度。

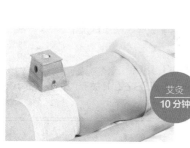

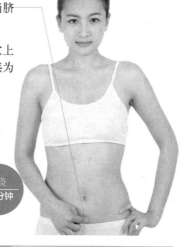

艾灸
10 分钟

膏肓 补虚益损、调理肺气

定位▶ 在背部，当第四胸椎棘突下，旁开 3 寸。

艾灸▶ 将点燃的艾灸盒放于膏肓穴上灸治，热力要能够深入体内，直达病所，以穴位皮肤潮红为度。

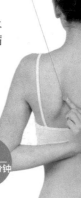

艾灸
5 ~ 10 分钟

哮喘

　　哮喘是指喘息、气促、咳嗽、胸闷等症状突然发生，或原有症状急剧加重，常伴有呼吸困难，以呼气量降低为其发病特征。这些症状经常在患者接触烟雾、香水、油漆、灰尘、宠物、花粉等刺激性气体或变应原之后发作，夜间和（或）清晨症状也容易发生或加剧，由接触刺激物或呼吸道感染所诱发。

特效穴位　　1. 中府　2. 神阙　3. 定喘
另外再加上灸治膻中（见032页）、关元（见025页）效果会更佳。

中府　宣通肺气、止咳平喘

定位▶ 在胸前壁的外上方，云门下1寸，平第一肋间隙，距前正中线6寸。

艾灸▶ 用艾条温和灸法灸治中府穴，以皮肤有温热感但无疼痛感为宜。对侧以同样的方法操作。

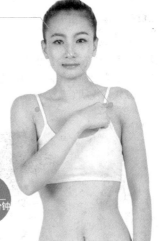

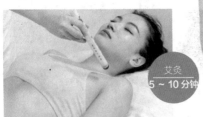

艾灸
5～10分钟

神阙　补益心气、振奋元阳

定位▶ 在腹中部，脐中央。

艾灸▶ 将点燃的艾灸盒放于神阙穴上灸治，以皮肤有温热感但无疼痛感为宜，至局部皮肤潮红透热为度，注意不可灼伤皮肤。

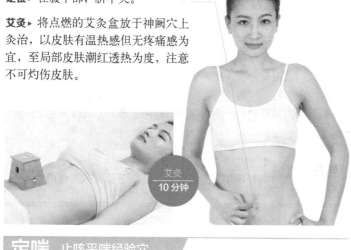

艾灸
10分钟

定喘　止咳平喘经验穴

定位▶ 在背部，当第七颈椎棘突下，旁开0.5寸。

艾灸▶ 将点燃的艾灸盒放于定喘穴上灸治，热力要能够深入体内，直达病所，注意施灸温度的调节。

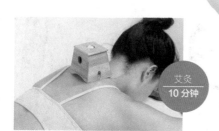

艾灸
10分钟

胸膜炎

　　胸膜炎又称"肋膜炎"，主要临床表现为胸痛、胸闷、咳嗽、气急，甚则呼吸困难。感染性胸膜炎或胸腔积液继发感染时，可有恶寒、发热。胸膜炎由不同病因所致，伴有各疾病的临床表现。胸痛伴有剧烈咳嗽可实施热湿敷缓解疼痛；胸痛伴咯血时可用冷湿敷。因胸痛而影响呼吸者，可用绷带固定，限制胸廓活动度。

特效穴位 　1. 膻中　2. 章门　3. 侠溪
　　　　　　　另外再加上灸治膈俞（见043页）效果会更佳。

膻中　理气宽胸、清肺化痰

定位▶ 在胸部，当前正中线上，平第四肋间，两乳头连线的中点。

艾灸▶ 用艾条温和灸法灸治膻中穴，热力要能够深入体内，直达病所，以穴位皮肤潮红为度。

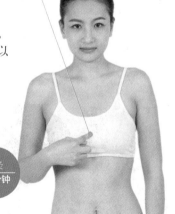

艾灸
10分钟

章门 理气散结、清利湿热

定位▶ 在侧腹部，当第十一肋游离端的下方。

艾灸▶ 用艾条温和灸法灸治章门穴，以皮肤有温热感但无疼痛感为宜。对侧以同样的方法操作。

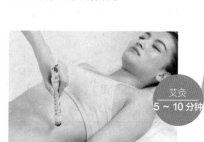

艾灸
5～10分钟

侠溪 清热熄风、消肿止痛

定位▶ 在足背外侧，当第四、五趾间，趾蹼缘后方赤白肉际处。

艾灸▶ 用艾条温和灸法灸治侠溪穴，施灸时以局部皮肤红润并有灼热感、不烫伤皮肤为度。

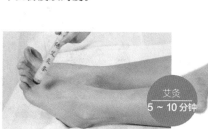

艾灸
5～10分钟

空调病

空调病又称"空调综合征"，指长时间在空调环境下工作学习的人，因空气不流通，环境不佳，出现鼻塞、头昏、打喷嚏、乏力、记忆力减退等症状，一般表现为疲乏无力、四肢肌肉关节酸痛、头痛、腰痛，严重者可引起口眼歪斜。老人及儿童的身体抵抗力低下，空调冷气最容易攻破他们的呼吸道防线。

特效穴位　**1.** 太阳　**2.** 膻中　**3.** 肺俞
另外再加上灸治阳陵泉（见 098 页）、足三里（见 017 页）效果会更佳。

太阳　清肝通络、缓解疲乏

定位▶ 在颞部，当眉梢与目外眦之间，向后约一横指的凹陷处。

艾灸▶ 用艾条回旋灸法灸治太阳穴，热力要能够深入体内，直达病所。对侧以同样的方法操作。

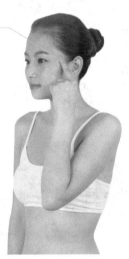

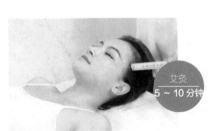

艾灸
5 ~ 10 分钟

定位▸ 在胸部，当前正中线上，平第四肋间，两乳头连线的中点。

艾灸▸ 用艾条悬灸法灸治膻中穴，以皮肤有温热感但无疼痛感为宜，以局部潮红透热为度。

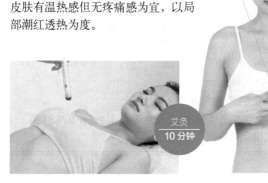

艾灸
10分钟

肺俞 解表宣肺、清热理气

定位▸ 在背部，当第三胸椎棘突下，旁开1.5寸。

艾灸▸ 将燃着的艾灸盒放于肺俞穴上灸治，至患者感觉局部温热舒适而不灼烫为宜。

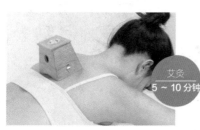

艾灸
5～10分钟

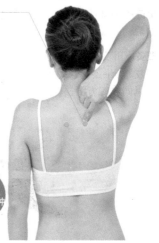

头痛

头痛是临床常见的病症。痛感有轻有重，疼痛时间有长有短，形式也多种多样。常见的症状有胀痛、闷痛、撕裂样痛、针刺样痛，部分伴有血管搏动感及头部紧箍感，以及发热、恶心、呕吐、头晕、食欲不振、肢体困重等症状。头痛的发病原因繁多，如神经痛、颅内病变、脑血管疾病、五官疾病等均可导致头痛。

特效穴位　**1. 太阳**　**2. 率谷**　**3. 天柱**
另外再加上灸治风池（见039页）、合谷（见131页）效果会更佳。

太阳　清肝明目、通络止痛

定位▶ 在颞部，当眉梢与目外眦之间，向后约一横指的凹陷处。

艾灸▶ 用艾条回旋灸法灸治太阳穴，以皮肤有温热感但无疼痛感为宜。对侧以同样的方法操作。

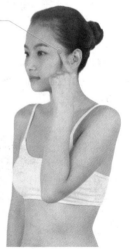

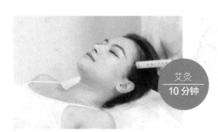

艾灸
10分钟

率谷 疏风活络、镇惊止痛

定位▶ 在头部,当耳尖直上入发际1.5寸,角孙直上方。

艾灸▶ 用艾条回旋灸法灸治率谷穴,热力要能够深入体内,直达病所。对侧以同样的方法操作。

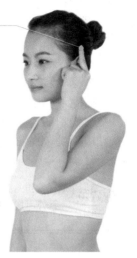

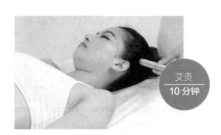

艾灸
10分钟

天柱 清头明目、祛风解表

定位▶ 在项部大筋(斜方肌)外缘之后发际凹陷中,约当后发际正中旁开1.3寸。

艾灸▶ 用艾条回旋灸法灸治天柱穴,以施灸部位出现红晕为度。对侧以同样的方法操作。

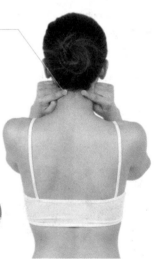

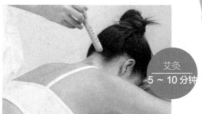

艾灸
5～10分钟

偏头痛

　　偏头痛是临床最常见的原发性头痛类型，是一种常见的慢性神经血管性疾患，临床以发作性中重度搏动样头痛为主要表现，头痛多为偏侧，可伴有恶心、呕吐等症状，多起病于儿童和青春期，中青年期达发病高峰，常有遗传背景。另外一些环境和精神因素如紧张、过劳、情绪激动、睡眠过度均可导致偏头痛。

特效穴位　**1.** 头维　**2.** 风池　**3.** 至阳
另外再加上灸治肝俞（见 055 页）效果会更佳。

头维　活血通络、祛风止痛

定位▶ 在头侧部，当额角发际上 0.5 寸，头正中线旁 4.5 寸。

艾灸▶ 用艾条回旋灸法来回灸治头维穴，以皮肤有温热感但无疼痛感为宜。对侧以同样的方法操作。

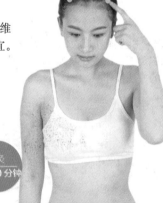

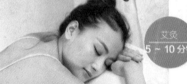

艾灸
5 ~ 10 分钟

风池　疏风清热、醒脑开窍

定位▶ 在后颈部，后头骨下，与耳垂齐平，胸锁乳突肌与斜方肌上端之间的凹陷处。

艾灸▶ 用艾条回旋灸法来回灸治风池穴，热力要能够深入体内，直达病所。对侧以同样的方法操作。

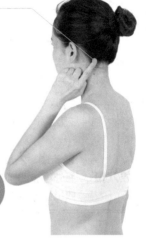

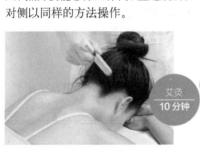

艾灸
10分钟

至阳　益气养血、补虚止痛

定位▶ 在背部，当后正中线上，第七胸椎棘突下凹陷中。

艾灸▶ 将点燃的艾灸盒放于至阳穴上灸治，以受灸者能忍受的最大热度为佳，注意施灸温度的调节。

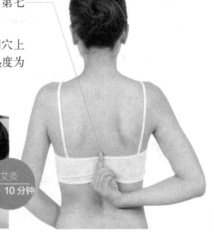

艾灸
5～10分钟

高血压

　　高血压病是以动脉血压升高为主要临床表现的慢性全身性血管性疾病，血压高于140/90毫米汞柱即可诊断为高血压。本病早期无明显症状，部分患者会出现头晕、头痛、心悸、失眠、耳鸣、乏力、颜面潮红或肢体麻木等不适症状。中医认为本病多因精神过度紧张，饮酒过度，嗜食肥甘厚味等所致。

特效穴位　**1. 涌泉　2. 太冲　3. 足三里**
另外再加上神阙（见031页）、内关（见027页）效果会更佳。

涌泉 滋阴潜阳、平降肝阳

定位▶ 在足底前部凹陷处，约当足底第二、三趾趾缝纹头端与足跟连线的前1/3处。

艾灸▶ 用艾条温和灸法灸治涌泉穴，以皮肤有温热感但无疼痛感为宜。对侧以同样的方法操作。

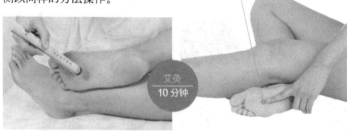

艾灸
10分钟

太冲 清肝泻火、降低血压

定位▶ 在足背侧，当第一跖骨间隙的后方凹陷处。

艾灸▶ 用艾条温和灸法灸治太冲穴，以出现明显的循经感传现象为佳。对侧以同样的方法操作。

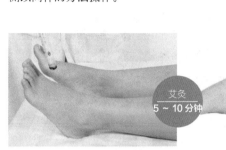

艾灸
5 ~ 10分钟

足三里 通经活络、升降气机

定位▶ 在小腿前外侧，当犊鼻下3寸，距胫骨前缘一横指（中指）。

艾灸▶ 用艾条悬灸法灸治足三里穴，以施灸部位出现红晕为度。对侧以同样的方法操作。

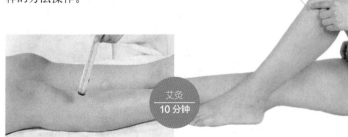

艾灸
10分钟

低血压

　　低血压指体循环动脉压力低于正常状态而引起的一系列临床症状，部分人群无明显症状。病情轻微者可有头晕、头痛、食欲不振、疲劳、脸色苍白等；严重者会出现直立性眩晕、四肢冰凉、心律失常等症状。这些症状主要因血压下降，血液循环缓慢，影响组织细胞氧气和营养的供应引起的。西医诊断低血压的标准为：血压值小于 90/60 毫米汞柱。

特效穴位　1. 气海　2. 足三里　3. 膈俞
另外再加上灸治肾俞（见 051 页）效果会更佳。

气海　益气助阳、补气理气

定位▶ 在下腹部，前正中线上，当脐中下 1.5 寸。

艾灸▶ 将点燃的艾灸盒放于气海穴上灸治，以皮肤有温热感但无疼痛感为宜，至局部皮肤潮红透热为度。

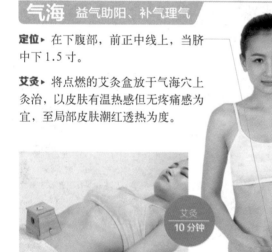

艾灸
10分钟

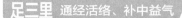

足三里 通经活络、补中益气

定位▶ 在小腿前外侧，当犊鼻下3寸，距胫骨前缘一横指（中指）。

艾灸▶ 用艾条悬灸法灸治足三里穴，以出现明显的循经感传现象为佳。对侧以同样的方法操作。

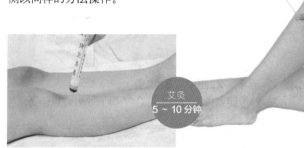

艾灸
5～10分钟

膈俞 养血和营、活血通脉

定位▶ 在背部，当第七胸椎棘突下，旁开1.5寸。

艾灸▶ 将点燃的艾灸盒放于膈俞穴上灸治，至患者感觉局部温热舒适而不灼烫为宜。

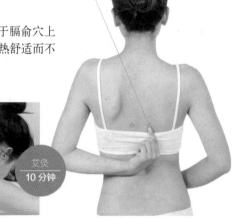

艾灸
10分钟

冠心病

冠心病是由冠状动脉发生粥样硬化，导致心肌缺血的疾病，是中老年人心血管疾病中最常见的一种。在临床上冠心病主要特征为心绞痛、心律不齐、心肌梗死及心力衰竭等，主要症状有胸骨后疼痛，呈压榨样、烧灼样疼痛等。中医认为本病的发生主要是因气滞血瘀所致，与心、肝、脾、肾诸脏功能失调有关。

特效穴位　　**1. 通里　2. 膻中　3. 丰隆**
另外再加上灸治心俞（见 047 页）效果会更佳。

通里　调理心气、通经活络

定位▶ 在前臂掌侧，当尺侧腕屈肌腱的桡侧缘，腕横纹上 1 寸。

艾灸▶ 用艾条回旋灸法灸治通里穴，以皮肤有温热感但无疼痛感为宜。对侧以同样的方法操作。

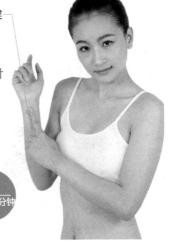

艾灸
5 ~ 10 分钟

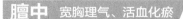

膻中 宽胸理气、活血化瘀

定位▸ 在胸部，当前正中线上，平第四肋间，两乳头连线的中点。

艾灸▸ 用艾条悬灸法灸治膻中穴，以患者感到舒适无灼痛感、皮肤潮红为度，注意施灸温度的调节。

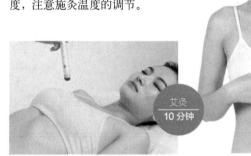

艾灸
10分钟

丰隆 健脾祛湿、化痰降逆

定位▸ 在小腿前外侧，当外踝尖上8寸，条口外，距胫骨前缘二横指(中指)。

艾灸▸ 用艾条温和灸法灸治丰隆穴，以出现明显的循经感传现象为佳。对侧以同样的方法操作。

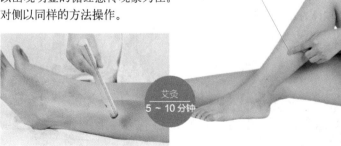

艾灸
5～10分钟

心律失常

心律失常在中医里属于"心悸"的范畴。心悸发生时，患者自觉心跳快而强，并伴有胸痛、胸闷、喘息、头晕和失眠等症状。引起心律失常的生理性因素有：运动、情绪激动、吸烟、饮酒、冷热刺激等，去除诱因后可自行缓解。此外冠心病、高血压、高血脂、心肌炎等均可引起心律失常，因此要积极治疗原发病。

特效穴位 1. 内关 2. 公孙 3. 心俞
另外再加上灸治膻中（见032页）、三阴交（见063页）效果会更佳。

内关 宁心安神、理气镇痛

定位▶ 在前臂掌侧，当曲泽与大陵的连线上，腕横纹上2寸，掌长肌腱与桡侧腕屈肌腱之间。

艾灸▶ 用艾条悬灸法灸治内关穴，以皮肤有温热感但无疼痛感为宜。对侧以同样的方法操作。

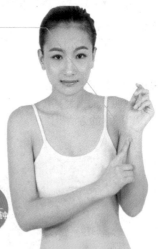

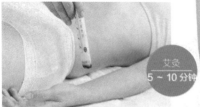

艾灸
5～10分钟

公孙 调冲任、清神志

定位▸ 在足内侧缘，第一跖骨基底部的前下方，赤白肉际处。

艾灸▸ 用艾条悬灸法灸治公孙穴，以受灸者能忍受的最大热度为佳。对侧以同样的方法操作。

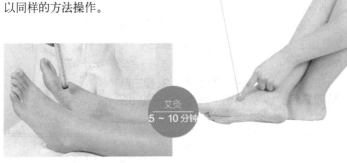

艾灸
5～10分钟

心俞 宁心安神、理气调血

定位▸ 在背部，当第五胸椎棘突下，旁开1.5寸。

艾灸▸ 将点燃的艾灸盒放于心俞穴上灸治，热力要能够深入体内，直达病所，以穴位皮肤潮红为度。

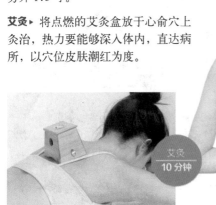

艾灸
10分钟

贫血

贫血是指人体外周血红细胞容量减少，低于正常范围下限的一种常见的临床症状。主要症状表现为头昏、耳鸣、失眠、记忆力减退、注意力不集中等，乃是贫血导致神经组织损害的常见症状。成年男性血红蛋白<120克/升，成年女性(非妊娠)血红蛋白<110克/升，孕妇血红蛋白<100克/升，均可诊断为贫血。

特效穴位　　1. 气海　2. 血海　3. 足三里
另外再加上灸治关元(见025页)、三阴交(见063页)效果会更佳。

气海　益气助阳、补气理气

定位▶ 在下腹部，前正中线上，当脐中下1.5寸。

艾灸▶ 将点燃的艾灸盒放于气海穴上灸治，以皮肤有温热感但无疼痛感为宜，至局部皮肤潮红透热为度。

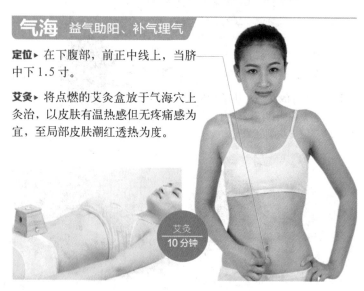

艾灸
10分钟

血海 调经统血、健脾化湿

定位▶ 屈膝，在大腿内侧，髌底内侧端上2寸，当股四头肌内侧头的隆起处。

艾灸▶ 用艾条悬灸法灸治血海穴，以皮肤有温热感但无疼痛感为宜。对侧以同样的方法操作。

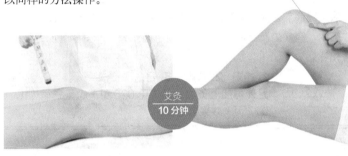

艾灸
10分钟

足三里 调气血、补虚乏

定位▶ 在小腿前外侧，当犊鼻下3寸，距胫骨前缘一横指（中指）。

艾灸▶ 用艾条悬灸法灸治足三里穴，以出现明显的循经感传现象为佳。对侧以同样的方法操作。

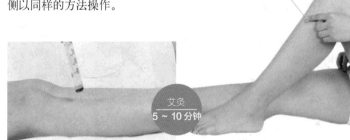

艾灸
5～10分钟

血栓闭塞性脉管炎

　　血栓闭塞性脉管炎是一种慢性、持续性、进行性的血管节段性炎症，是指血管炎症病变处形成血栓，导致血管腔闭塞的病症。病变主要累及于四肢远端的中、小动脉及静脉，以下肢病变最为常见，临床表现为患肢缺血、皮肤点片状、足趾麻木、有灼热及针刺样疼痛、小腿肌肉疼痛，严重者有肢端溃疡和坏死。

特效穴位　**1.** 冲阳　**2.** 八风　**3.** 肾俞
　　　　　　　另外再加上灸治关元（见 025 页）、足三里（见 017 页）效果会更佳。

冲阳　通行气血、化瘀止痛

定位▶ 在足背最高处，当拇长伸肌腱与趾长伸肌腱之间，足背动脉搏动处。

艾灸▶ 用艾条回旋灸法灸治冲阳穴，以皮肤有温热感但无疼痛感为宜。对侧以同样的方法操作。

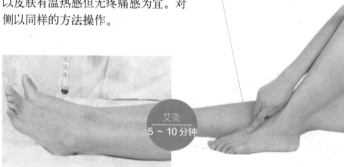

艾灸
5～10分钟

八风 活血通络、清热解毒

定位▶ 在足背侧，第一～五趾间，趾蹼缘后方赤白肉际处，一侧四穴，左右共八穴。

艾灸▶ 用艾条回旋灸法灸治八风穴，热力要能够深入体内，直达病所。对侧以同样的方法操作。

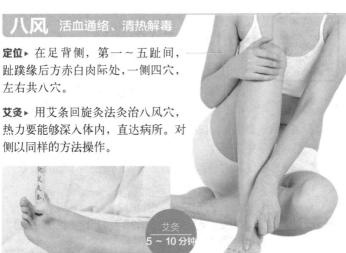

艾灸
5～10分钟

肾俞 益肾助阳、强腰利水

定位▶ 在腰部，当第二腰椎棘突下，旁开1.5寸。

艾灸▶ 将点燃的艾灸盒放于肾俞穴上灸治，以皮肤有温热感但无疼痛感为宜，至局部皮肤潮红透热为度。

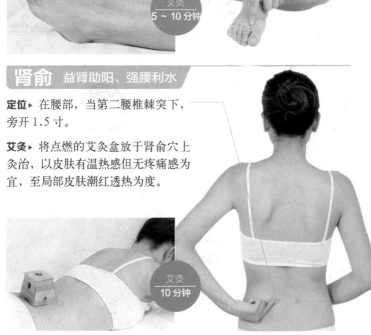

艾灸
10分钟

中风后遗症

　　中风是以突然口眼歪斜，言语含糊不利，肢体出现运动障碍，半身不遂，不省人事为特征的一类疾病。中医认为本病多因平素气血虚衰，在心、肝、肾三经阴阳失调的情况下，情志郁结，起居失宜所致。临床实践证明：中医经络穴位疗法对中风后遗症患者有很好的疗效，可有效改善口眼歪斜、偏瘫等症状。

特效穴位
1. 神阙　**2.** 足三里　**3.** 风门
另外再加上灸治关元（见025页）、风池（见039页）效果会更佳。

神阙　温肾壮阳、回阳固脱

定位▶ 在腹中部，脐中央。

艾灸▶ 将点燃的艾灸盒放于神阙穴上灸治，以皮肤有温热感为宜，至局部皮肤潮红透热为度。

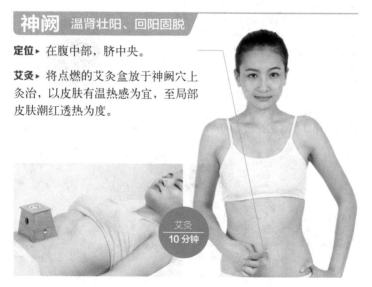

艾灸
10分钟

足三里 扶正培元、通经活络

定位▸ 在小腿前外侧，当犊鼻下3寸，距胫骨前缘一横指（中指）。

艾灸▸ 用艾条悬灸法灸治足三里穴，以出现明显的循经感传现象为佳。对侧以同样的方法操作。

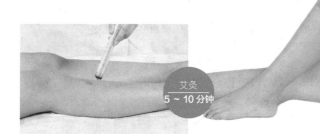

艾灸
5～10分钟

风门 宣通肺气、调理气机

定位▸ 在背部，当第二胸椎棘突下，旁开1.5寸。

艾灸▸ 将点燃的艾灸盒放于风门穴上灸治，以皮肤有温热感为宜，至局部皮肤潮红透热为度。

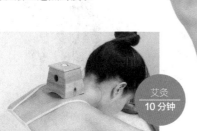

艾灸
10分钟

失眠

失眠是指无法入睡或无法保持睡眠状态，即睡眠失常。失眠虽不属于危重疾病，但影响人们的日常生活。睡眠不足会导致状态不佳，生理节奏被打乱，继之引起人的疲劳感，导致全身不适、无精打采、反应迟缓、头痛、记忆力减退等。患有失眠最直接的影响是精神方面的，严重者会导致精神分裂。

特效穴位

1. 百会　**2.** 肝俞　**3.** 胆俞

另外再加上灸治脾俞（见085页）、心俞（见047页）效果会更佳。

百会 熄风醒脑、安神定志

定位▶ 在头部，当前发际正中直上 5 寸，或两耳尖连线的中点处。

艾灸▶ 用艾条回旋灸法灸治百会穴，以局部透热为度，艾灸时可用手按住头发，以防艾火烧到头发。

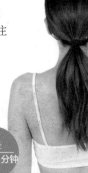

艾灸
5～10分钟

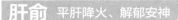

肝俞 平肝降火、解郁安神

定位▸ 在背部，当第九胸椎棘突下，旁开 1.5 寸。

艾灸▸ 将点燃的艾灸盒放于肝俞穴上灸治，以皮肤有温热感为宜，至局部皮肤潮红透热为度。

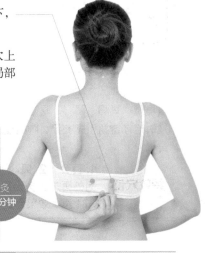

艾灸
10 分钟

胆俞 利胆疏肝、安神定志

定位▸ 在背部，当第十胸椎棘突下，旁开 1.5 寸。

艾灸▸ 将点燃的艾灸盒放于胆俞穴上灸治，以受灸者能忍受的最大热度为佳，注意不可灼伤皮肤。

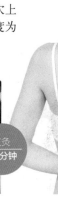

艾灸
10 分钟

眩晕

眩晕与头晕有所相似，但本质不同。眩晕分为周围性眩晕和中枢性眩晕。中枢性眩晕是由脑组织、脑神经疾病引起，如高血压、动脉硬化等脑血管疾病。周围性眩晕发作时多伴有耳聋、耳鸣、恶心、呕吐、出冷汗等植物神经系统症状。如不及时治疗容易引起痴呆、脑血栓、脑出血、中风偏瘫，甚至猝死等情况。

特效穴位 **1.** 百会 **2.** 风池 **3.** 神阙
另外再加上灸治足三里（见017页）、丰隆（见021页）效果会更佳。

百会 熄风醒脑、安神定志

定位▶ 在头部，当前发际正中直上5寸，或两耳尖连线的中点处。

艾灸▶ 用艾条回旋灸法灸治百会穴，以局部透热为度，艾灸时可用手按住头发，以防艾火烧到头发。

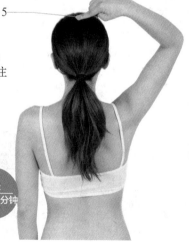

艾灸
5～10分钟

风池 平肝熄风、醒脑开窍

定位▶ 在项部，当枕骨之下，与风府相平，胸锁乳突肌与斜方肌上端之间的凹陷处。

艾灸▶ 用艾条回旋灸法来回灸治风池穴，以皮肤有温热感为宜，至局部皮肤潮红透热为度。

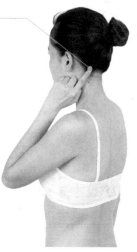

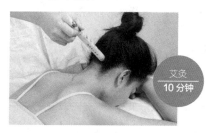

艾灸
10分钟

神阙 调理脾胃、补益气血

定位▶ 在腹中部，脐中央。

艾灸▶ 将点燃的艾灸盒放于神阙穴上灸治，以患者感到舒适无灼痛感、皮肤潮红为度。

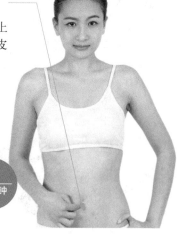

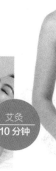

艾灸
10分钟

三叉神经痛

　　三叉神经痛是最常见的脑神经疾病，多发生于中老年人，右侧头面部多于左侧。主要特点是发病骤发、骤停，呈刀割样、烧灼样、顽固性、难以忍受的剧烈性疼痛。说话、洗脸、刷牙、微风拂面，甚至走路时都会导致阵发性剧烈疼痛。疼痛历时数秒或数分钟，疼痛呈周期性发作，发作间歇期同常人一样。

特效穴位
1. 阳白　**2.** 颊车　**3.** 翳风
另外再加上灸治曲池（见018页）、血海（见049页）效果会更佳。

阳白　疏通面部经络

定位▶ 在前额部，当瞳孔直上，眉上1寸。

艾灸▶ 用艾条回旋灸法灸治阳白穴，以皮肤有温热感为宜。对侧以同样的方法操作。

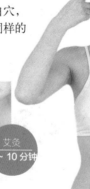

艾灸
5～10分钟

颊车 活络止痛、祛风清热

定位▶ 在面颊部，下颌角前上方约一横指（中指），当咀嚼时咬肌隆起，按之凹陷处。

艾灸▶ 用艾条回旋灸法灸治颊车穴，以出现明显的循经感传现象为佳。对侧以同样的方法操作。

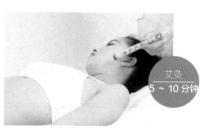

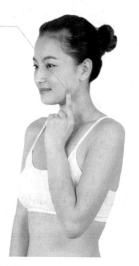

艾灸
5～10分钟

翳风 散内泄热、通络止痛

定位▶ 在耳垂后方，当乳突与下颌角之间的凹陷处。

艾灸▶ 用艾条悬灸法灸治翳风穴，热力要能够深入体内，直达病所。对侧以同样的方法操作。

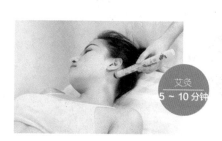

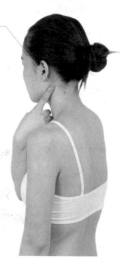

艾灸
5～10分钟

面肌痉挛

面肌痉挛又称面肌抽搐，表现为一侧面部肌肉不自主地抽搐。抽搐呈阵发性且不规则，程度不等，可因疲倦、长期精神紧张、精神压力及自主运动等因素而加重，通常局限于眼睑部或颊部、口角，严重者可涉及整个侧面部。本病多在中年后发生，常见于女性。

特效穴位

1. 颧髎　**2.** 下关　**3.** 翳风
另外再加上灸治合谷（见131页）、血海（见049页）效果会更佳。

颧髎　消热消肿、祛风镇痉

定位▶ 在面部，当目外眦直下，颧骨下缘凹陷处。

艾灸▶ 用艾条回旋灸法灸治颧髎穴，以皮肤有温热感为宜。对侧以同样的方法操作。

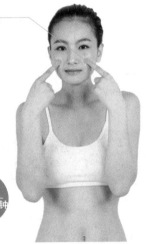

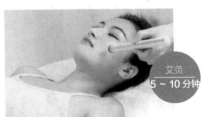

艾灸
5～10分钟

下关 消肿止痛、疏通经络

定位▶ 在面部耳前方，当颧弓与下颌切迹所形成的凹陷中。

艾灸▶ 用艾条回旋灸法灸治下关穴，以皮肤有温热感为宜。对侧以同样的方法操作。

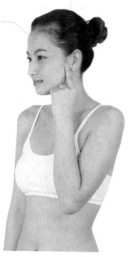

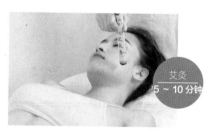

艾灸
5～10分钟

翳风 散内泄热、疏通经络

定位▶ 在耳垂后方，当乳突与下颌角之间的凹陷处。

艾灸▶ 用艾条悬灸法灸治翳风穴，以出现明显的循经感传现象为佳。对侧以同样的方法操作。

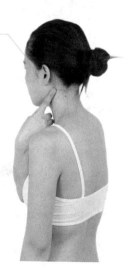

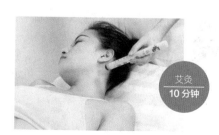

艾灸
10分钟

肋间神经痛

　　肋间神经痛是指一根或数根肋间神经分布区域发生经常性疼痛，有时是被呼吸动作所激发，咳嗽、打喷嚏时疼痛加重，疼痛剧烈时可放射至同侧的肩部或背部，有时呈带状分布。带状疱疹性肋间神经痛，通常在相应肋间可见疱疹，疼痛可出现在疱疹出现之前，消退之后仍可存在相当长的时间。

特效穴位　**1.** 肝俞　**2.** 三阴交　**3.** 太冲
另外再加上灸治胆俞（见055页）、膻中（见032页）效果会更佳。

肝俞　疏肝利胆、行气止痛

定位▶ 在背部，当第九胸椎棘突下，旁开 1.5 寸。

艾灸▶ 将点燃的艾灸盒放于肝俞穴上灸治，以皮肤有温热感为宜，至局部皮肤潮红透热为度。

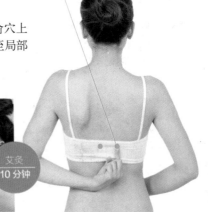

艾灸
10分钟

三阴交 清热利湿、兼调肝肾

定位▶ 在小腿内侧，当足内踝尖上3寸，胫骨内侧缘后方。

艾灸▶ 用艾条温和灸法灸治三阴交穴，以皮肤有温热感为宜。对侧以同样的方法操作。

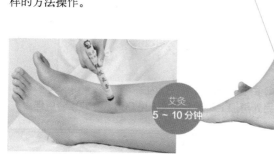

艾灸
5～10分钟

太冲 疏肝理气止痛

定位▶ 在足背侧，当第一跖骨间隙的后方凹陷处。

艾灸▶ 用艾条温和灸法灸治太冲穴，以施灸部位出现红晕为度。对侧以同样的方法操作。

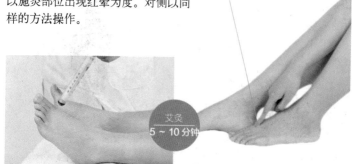

艾灸
5～10分钟

神经衰弱

神经衰弱是指由于长期情绪紧张及精神压力大，从而使精神活动能力减弱而导致的功能障碍性病症。其主要特征是易兴奋，脑力易疲劳，记忆力减退等，伴有各种躯体不适症状。本病如处理不当可迁延达数年。但经精神科或心理科医生积极、及时治疗可达缓解或治愈，愈后一般良好。

特效穴位　**1. 百会**　**2. 神门**　**3. 内关**
另外再加上灸治三阴交（见 063 页）效果会更佳。

百会　安神定志、清利头目

定位▶ 在头部，当前发际正中直上 5 寸，或两耳尖连线的中点处。

艾灸▶ 用艾条回旋灸法灸治百会穴，以局部透热为度，艾灸时可用手按住头发，以防艾火烧到头发。

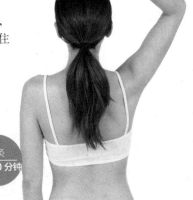

艾灸
5 ~ 10分钟

神门 宁心安神、活血通络

定位▸ 在腕部，腕掌侧横纹尺侧端，尺侧腕屈肌腱的桡侧凹陷处。

艾灸▸ 用艾条回旋灸法灸治神门穴，以皮肤有温热感为宜。对侧以同样的方法操作。

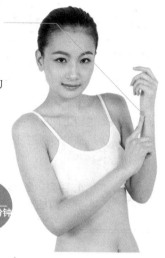

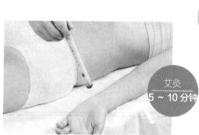

艾灸
5 ~ 10分钟

内关 宁心安神、和胃理气

定位▸ 在前臂掌侧，当曲泽与大陵的连线上，腕横纹上2寸，掌长肌腱与桡侧腕屈肌腱之间。

艾灸▸ 用艾条回旋灸法灸治内关穴，以出现明显的循经感传现象为佳。对侧以同样的方法操作。

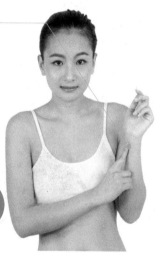

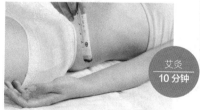

艾灸
10分钟

癫痫

　　癫痫俗称"羊癫风"，是大脑神经元突发性异常放电导致出现短暂的大脑功能障碍的一种慢性疾病。以突然昏仆、口吐涎沫、两目上视、四肢抽搐或口中如有猪羊叫声等为临床特征。可表现为自主神经紊乱、意识及精神障碍。中医认为本病多由大惊、大恐造成气机逆乱，或由劳累过度造成脏腑失调，气机不畅所致。

特效穴位　1. 百会　2. 神门　3. 中脘
另外再加上灸治足三里（见019页）效果会更佳。

百会　安神定志、醒脑开窍

定位▶ 在头部，当前发际正中直上5寸，或两耳尖连线的中点处。

艾灸▶ 用艾条回旋灸法灸治百会穴，以局部透热为度，艾灸时可用手按住头发，以防艾火烧到头发。

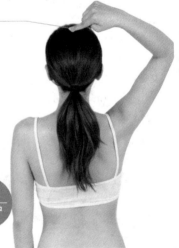

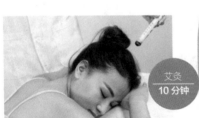

艾灸
10分钟

神门 调养心神、醒神开窍

定位▶ 在腕部，腕掌侧横纹尺侧端，尺侧腕屈肌腱的桡侧凹陷处。

艾灸▶ 用艾条回旋灸法灸治神门穴，以皮肤有温热感为宜。对侧以同样的方法操作。

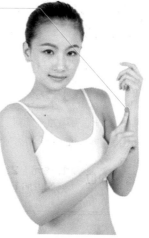

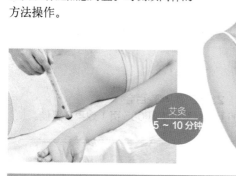

艾灸
5～10分钟

中脘 益气健脾、祛湿化痰

定位▶ 在上腹部，前正中线上，当脐中上4寸。

艾灸▶ 将点燃的艾灸盒放于中脘穴上灸治，以皮肤有温热感为宜，至局部皮肤潮红透热为度。

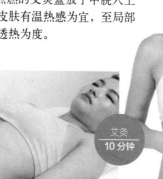

艾灸
10分钟

疲劳综合征

　　疲劳综合征即慢性疲劳综合征，通常患者心理方面的异常表现要比身体方面的症状出现得早，自觉较为突出。实际上疲劳感多源于体内的各种功能失调，典型表现为：短期记忆力减退或注意力不集中、咽痛、肌肉酸痛、无红肿的关节疼痛、头痛、睡眠后精力不能恢复、体力或脑力劳动后身体感觉不适。符合其中四项即可诊断为疲劳综合征。

特效穴位　**1.** 关元　**2.** 足三里　**3.** 百会
另外再加上灸治脾俞（见085页）效果会更佳。

关元　固本培元、补气助阳

定位▶ 在下腹部，前正中线上，当脐中下3寸。

艾灸▶ 将点燃的艾灸盒放于关元穴上灸治，以皮肤有温热感为宜，至局部皮肤潮红透热为度。

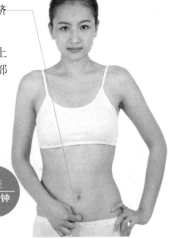

艾灸
10分钟

足三里 调理脾胃、补中益气

定位▸ 在小腿前外侧，当犊鼻下3寸，距胫骨前缘一横指（中指）。

艾灸▸ 用艾条悬灸法灸治足三里穴，以皮肤有温热感为宜。对侧以同样的方法操作。

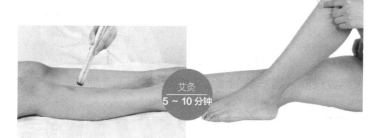

艾灸
5～10分钟

百会 安神定志、解除疲劳

定位▸ 在头部，当前发际正中直上5寸，或两耳尖连线的中点处。

艾灸▸ 用艾条回旋灸法灸治百会穴，以局部潮红透热为度，艾灸时可用手按住头发，以防艾火烧到头发。

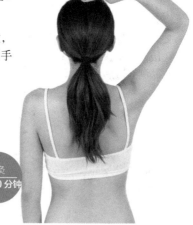

艾灸
5～10分钟

消化不良

消化不良是由胃动力障碍所引起的疾病，也包括胃蠕动不好的胃轻瘫和食道反流病。长期的消化不良易导致肠内平衡被打乱，出现腹泻、便秘、腹痛和肿瘤等，所以消化不良者平常要注意自己的饮食习惯，不宜食用油腻、辛辣、刺激的食物。

特效穴位　1. 中脘　2. 气海　3. 脾俞

另外再加上灸治天枢（见072页）、胃俞（见077页）效果会更佳。

中脘　健脾和胃、利湿化痰

定位▶ 在上腹部，前正中线上，当脐中上4寸。

艾灸▶ 将点燃的艾灸盒放于中脘穴上灸治，以皮肤有温热感为宜，至局部皮肤潮红透热为度。

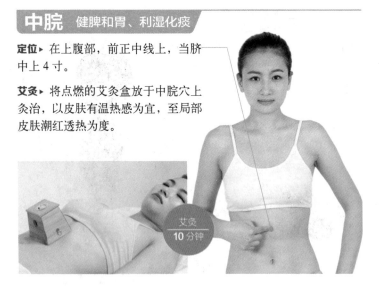

艾灸
10分钟

气海 活血化瘀、健脾益肾

定位▶ 在下腹部，前正中线上，当脐中下 1.5 寸。

艾灸▶ 点燃艾灸盒灸治气海穴，以皮肤有温热感为宜，至患者感觉局部皮肤温热舒适而不灼烫为度。

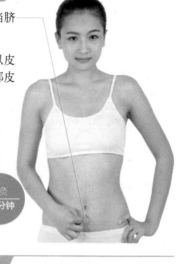

艾灸
10分钟

脾俞 健脾和胃、利湿升清

定位▶ 在背部，当第十一胸椎棘突下，旁开 1.5 寸。

艾灸▶ 将点燃的艾灸盒放于脾俞穴上灸治，以皮肤有温热感为宜，至局部皮肤透热为度。

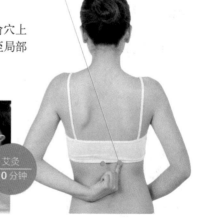

艾灸
10分钟

急性肠炎

　　急性肠炎是消化系统疾病中较为常见的疾病。致病原因是肠道细菌、病毒感染或饮食不当（如进食了变质食物，食物中带有化学物质、寄生虫，食物过敏）等。临床表现为发热、腹痛、腹泻、腹胀，伴有不同程度的恶心呕吐，粪便为黄色水样便，四肢无力，严重者可导致身体脱水，甚至发生休克。

特效穴位　**1.** 天枢　**2.** 神阙　**3.** 关元
另外再加上灸治血海（见 049 页）、足三里（见 017 页）效果会更佳。

天枢　健脾益肾、调理肠腑

定位▸ 在腹中部，距脐中 2 寸。

艾灸▸ 将点燃的艾灸盒放于天枢穴上灸治，以皮肤有温热感为宜，至局部皮肤潮红透热为度。

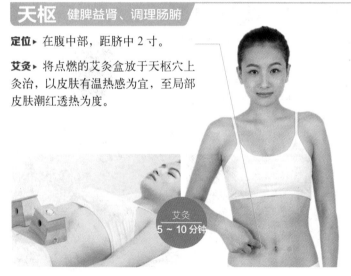

艾灸
5～10分钟

神阙 固本培元、涩肠止泻

定位▶ 在腹中部，脐中央。

艾灸▶ 将点燃的艾灸盒放于神阙穴上灸治，以患者感到舒适无灼痛感、皮肤潮红为度，注意施灸温度的调节。

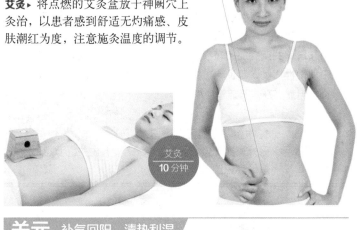

艾灸
10分钟

关元 补气回阳、清热利湿

定位▶ 在下腹部，前正中线上，当脐中下3寸。

艾灸▶ 将点燃的艾灸盒放于关元穴上灸治，以出现明显的循经感传现象为佳，注意不可灼伤皮肤。

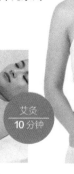

艾灸
10分钟

胃痛

　　胃痛是指上腹胃脘部近心窝处发生疼痛，是临床上一种很常见的病症。胃部是人体内重要的消化器官之一。实际上引起胃痛的疾病原因有很多，有一些还是非常严重的疾病，常见于急慢性胃炎，胃、十二指肠溃疡，胃黏膜脱垂，胃下垂，胰腺炎，胆囊炎及胆石症等疾病。

特效穴位　　**1.** 中脘　　**2.** 足三里　　**3.** 梁丘
另外再加上灸治天枢（见087页）、内关（见027页）效果会更佳。

中脘　通调胃气、和胃止痛

定位▶ 在上腹部，前正中线上，当脐中上4寸。

艾灸▶ 将点燃的艾灸盒放于中脘穴上灸治，以皮肤有温热感为宜，至局部皮肤潮红透热为度。

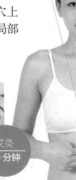

艾灸
10分钟

足三里 健脾理气、和胃止痛

定位▶ 在小腿前外侧，当犊鼻下 3 寸，距胫骨前缘一横指（中指）。

艾灸▶ 用艾条温和灸法灸治足三里穴，以皮肤有温热感为宜。对侧以同样的方法操作。

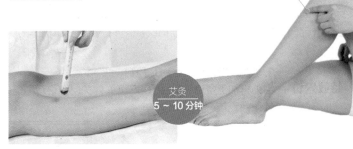

艾灸
5 ~ 10 分钟

梁丘 调胃降逆、理气和胃

定位▶ 屈膝，在大腿前面，当髂前上棘与髌底外侧端的连线上，髌底上 2 寸处。

艾灸▶ 用艾条温和灸法灸治梁丘穴，以皮肤有温热感为宜。对侧以同样的方法操作。

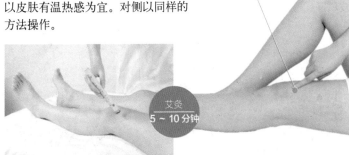

艾灸
5 ~ 10 分钟

胃痉挛

　　胃痉挛就是胃部肌肉抽搐，主要表现为上腹痛、呕吐等。胃痉挛是一种症状，不是疾病。出现胃痉挛时，主要是对症治疗，解痉止痛止呕。由胃本身引起的痉挛，患者是不会感觉到疼痛的，而很可能是胆石症或其他疾病所致。胃痉挛与体质和饮食等因素有关，应注意调整结构饮食，多锻炼，提高机体的抵抗力。

特效穴位	**1. 中脘　2. 足三里　3. 胃俞** 另外再加上灸治脾俞（见085页）、内关（见027页）效果会更佳。

中脘　通调胃气、和胃止痛

定位▶ 在上腹部，前正中线上，当脐中上4寸。

艾灸▶ 将点燃的艾灸盒放于中脘穴上灸治，以皮肤有温热感为宜，至局部皮肤潮红透热为度。

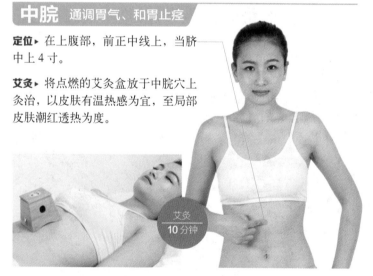

艾灸
10分钟

足三里 健脾和胃、理气止痛

定位▶ 在小腿前外侧，当犊鼻下3寸，距胫骨前缘一横指（中指）。

艾灸▶ 用艾条温和灸法灸治足三里穴，以皮肤有温热感为宜。对侧以同样的方法操作。

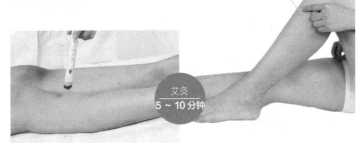

艾灸
5~10分钟

胃俞 温中散寒、健脾和胃

定位▶ 在背部，当第十二胸椎棘突下，旁开1.5寸。

艾灸▶ 将点燃的艾灸盒放于胃俞穴上灸治，热力要能够深入体内，直达病所，以穴位皮肤潮红为度。

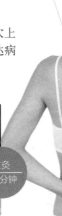

艾灸
10分钟

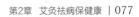

呕吐

呕吐是临床常见病症，既可单独为患，亦可见于多种疾病，是机体的一种防御反射动作。可分为三个阶段，即恶心、干呕和呕吐，恶心常为呕吐的前驱症状，表现为上腹部特殊不适感，常伴有头晕、流涎。呕吐常有诱因，如饮食不节，情志不遂，寒暖失宜，以及闻到不良气味等因素，皆可诱发呕吐，或使呕吐加重。

特效穴位

1. 中脘　**2.** 内关　**3.** 足三里
另外再加上灸治神阙（见031页）、天枢（见087页）效果会更佳。

中脘　健脾化湿、温中和胃

定位▶ 在上腹部，前正中线上，当脐中上4寸。

艾灸▶ 将点燃的艾灸盒放于中脘穴上灸治，以皮肤有温热感为宜，至局部皮肤透热为度。

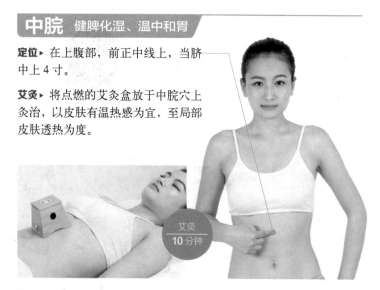

艾灸
10分钟

内关 宁心安神、和胃理气

定位▶ 在前臂掌侧，当曲泽与大陵的连线上，腕横纹上 2 寸，掌长肌腱与桡侧腕屈肌腱之间。

艾灸▶ 用艾条温和灸法灸治内关穴，以皮肤有温热感为宜。对侧以同样的方法操作。

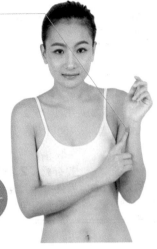

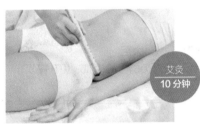

艾灸
10 分钟

足三里 调理脾胃、降逆止呕

定位▶ 在小腿前外侧，当犊鼻下 3 寸，距胫骨前缘一横指（中指）。

艾灸▶ 用艾条温和灸法灸治足三里穴，以皮肤有温热感为宜。对侧以同样的方法操作。

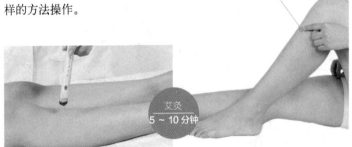

艾灸
5 ~ 10 分钟

痢疾

　　痢疾又称为肠辟、滞下，为急性肠道传染病之一，临床表现为腹痛、腹泻、里急后重、排脓血便，伴全身中毒等症状。痢疾一般起病急，以高热、腹泻、腹痛为主要症状，若发生惊厥、呕吐，多为疫毒痢。中医认为，此病由湿热之邪，内伤脾胃，致脾失健运，胃失消导，更挟积滞，酝酿肠道而成。

特效穴位　　1. 神阙　2. 滑肉门　3. 大巨
另外再加上灸治天枢（见087页）、列缺（见017页）效果会更佳。

神阙　回阳固脱、健运脾胃

定位▶ 在腹中部，脐中央。

艾灸▶ 将点燃的艾灸盒放于神阙穴上灸治，以皮肤有温热感为宜，至局部皮肤潮红透热为度。

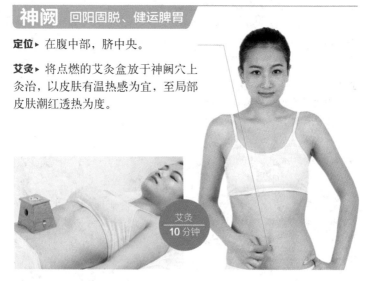

艾灸
10分钟

滑肉门 和胃调中、运化水湿

定位▶ 在上腹部，当脐中上1寸，距前正中线2寸。

艾灸▶ 将点燃的艾灸盒放于滑肉门穴上灸治，热力要能够深入体内，直达病所。

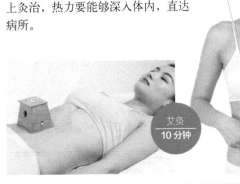

艾灸
10分钟

大巨 调肠胃、固肾气

定位▶ 在下腹部，当脐中下2寸，距前正中线2寸。

艾灸▶ 将点燃的艾灸盒放于大巨穴上灸治，以出现明显的循经感传现象为佳，有温热感为度。

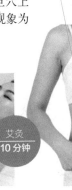

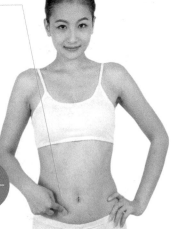

艾灸
10分钟

便秘

便秘是临床常见的复杂症状，而不是一种疾病，主要是指排便次数减少、粪便量减少、粪便干结、排便费力等。引起功能性便秘的原因有：饮食不当，如饮水过少或进食含纤维素的食物过少；生活压力过大，精神紧张；滥用泻药，对药物产生依赖形成便秘；结肠运动功能紊乱；年老体虚，排便无力等。

特效穴位 　1. 天枢　2. 足三里　3. 支沟
另外再加上灸治大肠俞（见 107 页）效果会更佳。

天枢　调理肠胃、润肠通便

定位▶ 在腹中部，距脐中 2 寸。

艾灸▶ 将点燃的艾灸盒放于天枢穴上灸治，以皮肤有温热感为宜，至局部皮肤透热为度。

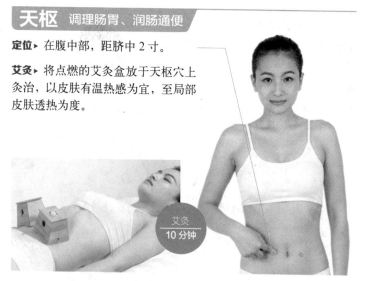

艾灸
10分钟

足三里 健脾和胃、通经活络

定位▶ 在小腿前外侧，当犊鼻下3寸，距胫骨前缘一横指（中指）。

艾灸▶ 用艾条温和灸法灸治足三里穴，以皮肤有温热感为宜。对侧以同样的方法操作。

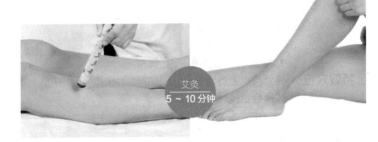

艾灸
5~10分钟

支沟 清利三焦、通腑降逆

定位▶ 在前臂背侧，当阳池与肘尖的连线上，腕背横纹上3寸。

艾灸▶ 用艾条温和灸法灸治支沟穴，以皮肤有温热感为宜。对侧以同样的方法操作。

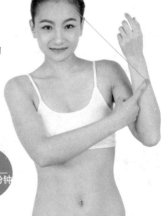

艾灸
5~10分钟

腹胀

腹胀是一种常见的消化系统症状，引起腹胀的原因主要见于胃肠道胀气、各种原因所致的腹水、腹腔肿瘤等。正常人胃肠道内可有少量气体，约150毫升，当咽入胃内空气过多或因消化吸收功能不良时，胃肠道内产气过多，而肠道内的气体又不能从肛门排出体外时，则可导致腹胀。

特效穴位　1. 中脘　2. 足三里　3. 脾俞
另外再加上灸治胃俞（见077页）、天枢（见087页）效果会更佳。

中脘　健脾和胃、通调腑气

定位▸ 在上腹部，前正中线上，当脐中上4寸。

艾灸▸ 将点燃的艾灸盒放于中脘穴上灸治，以皮肤有温热感为宜，至局部皮肤潮红透热为度。

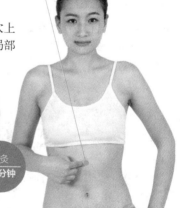

艾灸
10分钟

足三里 调理脾胃、行气消胀

定位▶ 在小腿前外侧，当犊鼻下3寸，距胫骨前缘一横指（中指）。

艾灸▶ 用艾条温和灸法灸治足三里穴，以皮肤有温热感为宜。对侧以同样的方法操作。

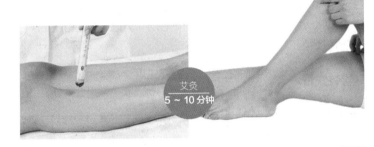

艾灸
5～10分钟

脾俞 健脾和胃、通经活络

定位▶ 在背部，当第十一胸椎棘突下，旁开1.5寸。

艾灸▶ 将点燃的艾灸盒放于脾俞穴上灸治，以出现明显的循经感传现象为佳，注意施灸温度的调节。

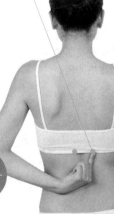

艾灸
10分钟

腹泻

　　腹泻是大肠疾病最常见的一种症状，是指排便次数明显超过日常习惯的排便次数，粪质稀薄，水分增多，每日排便总量超过 200 克。正常人群每天只需排便 1 次，且大便成形，颜色呈黄褐色。腹泻主要分为急性与慢性，急性腹泻发病时期为一至两个星期，但慢性腹泻发病时则在 2 个月以上，多由肛肠疾病所引起。

特效穴位　**1.** 中脘　**2.** 天枢　**3.** 足三里
另外再加上灸治神阙（见 031 页）效果会更佳。

中脘　健脾益肾、温化寒湿

定位▸ 在上腹部，前正中线上，当脐中上 4 寸。

艾灸▸ 将点燃的艾灸盒放于中脘穴上灸治，以皮肤有温热感为宜，至局部皮肤潮红透热为度。

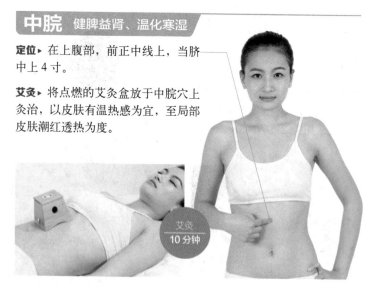

艾灸
10分钟

天枢 调理胃肠、消炎止泻

定位▸ 在腹中部，距脐中 2 寸。

艾灸▸ 将点燃的艾灸盒放于天枢穴上灸治，至患者感觉局部温热舒适而不灼烫为宜。

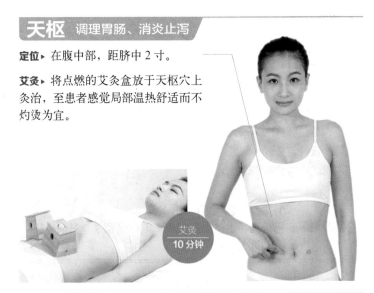

艾灸
10分钟

足三里 调理脾胃、通调腑气

定位▸ 在小腿前外侧，当犊鼻下 3 寸，距胫骨前缘一横指（中指）。

艾灸▸ 用艾条温和灸法灸治足三里穴，以出现明显的循经感传现象为佳。对侧以同样的方法操作。

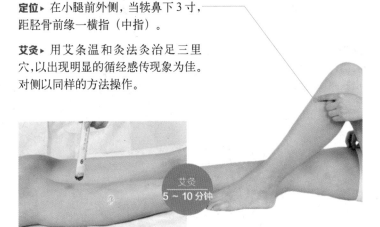

艾灸
5 ~ 10分钟

脂肪肝

脂肪肝是指由于各种原因引起的肝细胞内脂肪堆积过多的病变。脂肪性肝病正严重地威胁着国人的健康，成为仅次于病毒性肝炎的第二大肝病，已被公认为隐蔽性肝硬化的常见原因。在经常失眠、疲劳、不思茶饭、胃肠功能失调的亚健康人群中脂肪肝的发病率较高。

特效穴位　**1.** 中脘　**2.** 章门　**3.** 关元
另外再加上灸治足三里（见 017 页）、肝俞（见 055 页）效果会更佳。

中脘　健脾化湿、降逆利水

定位▶ 在上腹部，前正中线上，当脐中上 4 寸。

艾灸▶ 将点燃的艾灸盒放于中脘穴上灸治，以皮肤有温热感为宜，至局部皮肤潮红透热为度。

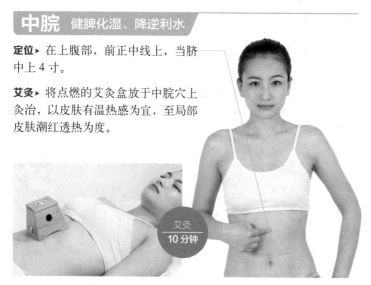

艾灸
10分钟

章门 疏肝健脾、理气散结

定位▶ 在侧腹部，当第十一肋游离端的下方。

艾灸▶ 用艾条温和灸法灸治章门穴，以皮肤有温热感为宜。对侧以同样的方法操作。

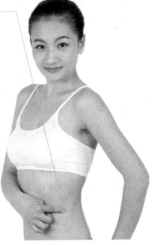

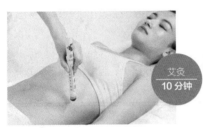

艾灸
10分钟

关元 培肾固本、补气回阳

定位▶ 在下腹部，前正中线上，当脐中下3寸。

艾灸▶ 将点燃的艾灸盒放于关元穴上灸治，以受灸者能忍受的最大热度为佳，注意不可灼伤皮肤。

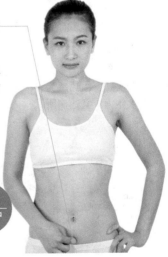

艾灸
10分钟

肝硬化

肝硬化是由一种或多种疾病长期形成的肝损害，肝脏细胞纤维化病变。主要致病因素有肝炎病毒、酗酒、胆汁淤积、寄生虫感染等引起肝脏硬化、萎缩，其部分症状与肝炎相似。肝硬化早期病人症状较轻，主要表现为食欲不振、全身无力、腹部满胀、上腹部不适或隐痛等，其中食欲不振是出现最早的突出症状。

特效穴位   **1.** 中脘   **2.** 足三里   **3.** 肝俞
另外再加上关元（见 025 页）、胆俞（见 055 页）效果会更佳。

中脘   健脾化湿、利胆和胃

定位▶ 在上腹部，前正中线上，当脐中上 4 寸。

艾灸▶ 点燃艾灸盒放于中脘穴上灸治，以皮肤有温热感为宜，热力要能够深入体内，直达病所。

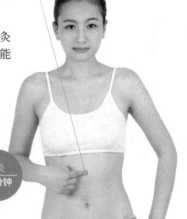

艾灸
10 分钟

足三里 调理脾胃、理气散结

定位▸ 在小腿前外侧，当犊鼻下3寸，距胫骨前缘一横指（中指）。

艾灸▸ 用艾条温和灸法灸治足三里穴，至局部皮肤潮红为止。对侧以同样的方法操作。

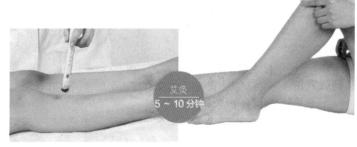

艾灸
5～10分钟

肝俞 疏肝理气、通络散结

定位▸ 在背部，当第九胸椎棘突下，旁开1.5寸。

艾灸▸ 将点燃的艾灸盒放于肝俞穴上灸治，以皮肤有温热感为宜，至局部皮肤潮红透热为度。

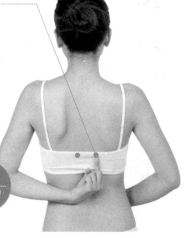

艾灸
10分钟

慢性胃炎

　　慢性胃炎是一种常见病，是指不同病因引起的各种慢性胃黏膜炎性病变，其发病率在各种胃病中居首位。中医认为，脾胃虚弱和饮食不节是导致慢性胃炎的主要原因。大多数病人常无症状或有程度不同的消化不良症状如上腹隐痛、食欲减退、餐后饱胀、反酸等。

特效穴位　　1. 中脘　　2. 梁门　　3. 足三里
另外再加上灸治胃俞（见077页）、脾俞（见085页）效果会更佳。

中脘　和胃健脾、化湿止痛

定位▶ 在上腹部，前正中线上，当脐中上4寸。

艾灸▶ 将点燃的艾灸盒放于中脘穴上灸治，以皮肤有温热感为宜，至局部皮肤潮红透热为度。

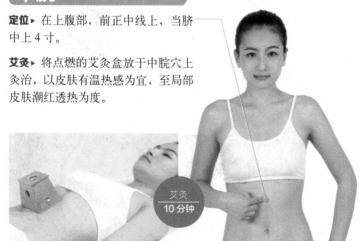

艾灸
10分钟

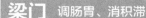

梁门 调肠胃、消积滞

定位▶ 在上腹部，当脐中上4寸，距前正中线2寸。

艾灸▶ 将点燃的艾灸盒放于梁门穴上灸治，以皮肤有温热感为宜，至局部皮肤潮红透热为度。

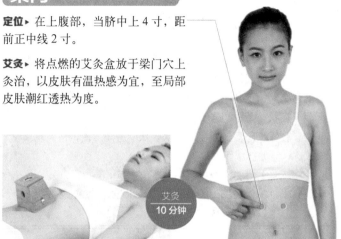

艾灸
10分钟

足三里 生发胃气、燥化脾湿

定位▶ 在小腿前外侧，当犊鼻下3寸，距胫骨前缘一横指（中指）。

艾灸▶ 用艾条温和灸法灸治足三里穴，以出现明显的循经感传现象为佳。对侧以同样的方法操作。

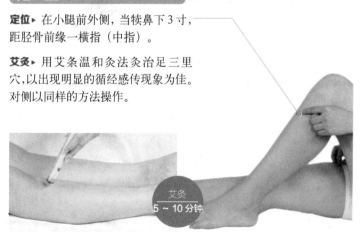

艾灸
5～10分钟

胃下垂

　　胃下垂是指站立时胃大弯抵达盆腔，胃小弯弧线最低点降到髂嵴连线以下。主要致病因素是膈肌悬力不足，支撑内脏器官韧带松弛，或腹内压降低，腹肌松弛等。轻度下垂者一般无明显症状，下垂明显者则会出现上腹不适，饭后明显饱胀，伴恶心、嗳气、厌食、便秘等症状。从中医角度讲，胃下垂属于中气久虚，无力托顾而下陷。

特效穴位
1. 中脘　**2.** 关元　**3.** 足三里
另外再加上灸治脾俞（见085页）、胃俞（见077页）效果会更佳。

中脘　理气和胃、化湿降逆

定位▶ 在上腹部，前正中线上，当脐中上4寸。

艾灸▶ 将点燃的艾灸盒放于中脘穴上灸治，以皮肤有温热感为宜，至局部皮肤潮红透热为度。

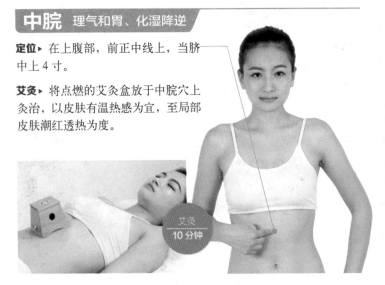

艾灸
10分钟

关元 培肾固本、补气回阳

定位▸ 在下腹部，前正中线上，当脐中下3寸。

艾灸▸ 将点燃的艾灸盒放于关元穴上灸治，以出现明显的循经感传现象为佳，有温热感为度。

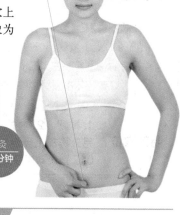

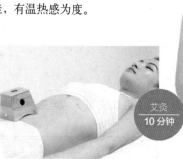

艾灸
10分钟

足三里 健脾和胃、扶正培元

定位▸ 在小腿前外侧，当犊鼻下3寸，距胫骨前缘一横指（中指）。

艾灸▸ 用艾条温和灸法灸治足三里穴，以皮肤有温热感为宜。对侧以同样的方法操作。

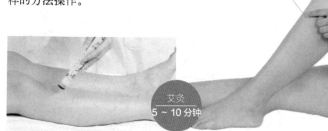

艾灸
5～10分钟

消化性溃疡

消化性溃疡主要指发生在胃和十二指肠的慢性溃疡，以周期性发作、节律性上腹部疼痛为主要特征。本病绝大多数（95%以上）发病部位在胃和十二指肠，故又称胃十二指肠溃疡。本病的总发病率占人口的 5%～10%，十二指肠溃疡较胃溃疡多见，以青壮年多发，男多于女，儿童亦可发病。

特效穴位　**1.** 神阙　**2.** 内关　**3.** 公孙
另外再加上灸治中脘（见 027 页）、足三里（见 017 页）效果会更佳。

神阙　健脾益气、补中和胃

定位▶ 在腹中部，脐中央。

艾灸▶ 将点燃的艾灸盒放于神阙穴上灸治，以皮肤有温热感为宜，至局部皮肤潮红透热为度。

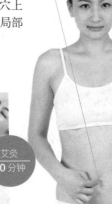

艾灸
10分钟

内关 宁心安神、和胃理气

定位▶ 在前臂掌侧，当曲泽与大陵的连线上，腕横纹上2寸，掌长肌腱与桡侧腕屈肌腱之间。

艾灸▶ 用艾条温和灸法灸治内关穴，以皮肤有温热感为宜。对侧以同样的方法操作。

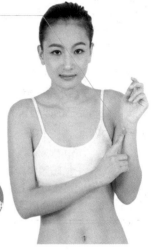

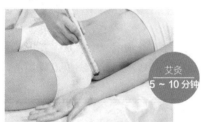

艾灸
5～10分钟

公孙 健脾化湿、和胃理中

定位▶ 在足内侧缘，第一跖骨基底部的前下方，赤白肉际处。

艾灸▶ 用艾条温和灸法灸治公孙穴，以皮肤有温热感为宜。对侧以同样的方法操作。

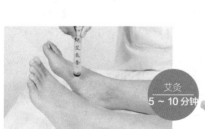

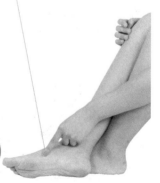

艾灸
5～10分钟

胆结石

　　胆结石是指发生在胆囊内的结石所引起的疾病。这种病症随着年龄的增长，发病率也逐渐升高，且女性明显多于男性。随着生活水平的提高，饮食习惯的改变，卫生条件的改善，我国的胆石症已由以胆管的胆色素结石为主逐渐转变为以胆囊胆固醇结石为主。

特效穴位　　1. 阳陵泉　　2. 足三里　　3. 胆俞
另外再加上灸治天枢（见087页）、列缺（见017页）效果会更佳。

阳陵泉 疏肝利胆、舒筋活络

定位▶ 在小腿外侧，当腓骨头前下方凹陷处。

艾灸▶ 用艾条温和灸法灸治阳陵泉穴，以皮肤有温热感为宜。对侧以同样的方法操作。

艾灸
5 ~ 10分钟

足三里 扶正培元、通经活络

定位▶ 在小腿前外侧，当犊鼻下3寸，距胫骨前缘一横指（中指）。

艾灸▶ 用艾条温和灸法灸治足三里穴，以皮肤有温热感为宜。对侧以同样的方法操作。

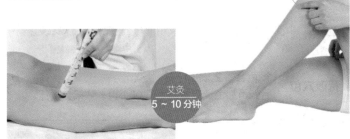

艾灸
5～10分钟

胆俞 疏肝利胆、清热化湿

定位▶ 在背部，当第十胸椎棘突下，旁开1.5寸。

艾灸▶ 点燃艾灸盒灸治胆俞穴，以出现明显的循经感传现象为佳，然后用双手拇指指腹按揉胆俞穴。

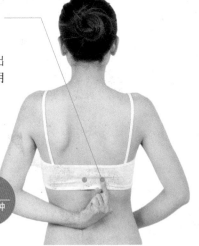

艾灸
10分钟

痔疮

痔疮又称痔核，是肛门科最常见的疾病。临床上分为三种类型：在齿线以上的为内痔；在肛门齿线外的为外痔；二者混合存在的称混合痔。外痔主要表现为感染发炎或形成血栓外痔时，则局部肿痛；内痔主要表现为便后带血，重者有不同程度贫血。中医认为本病多由大肠素积湿热，或过食炙烤辛辣之物所致。

特效穴位　**1. 百会　2. 陶道　3. 长强**
另外再加上灸治肾俞（见051页）效果会更佳。

百会　平肝熄风、升阳固脱

定位▶ 在头部，当前发际正中直上5寸，或两耳尖连线的中点处。

艾灸▶ 用艾条回旋灸法灸治百会穴，以局部透热为度，艾灸时可用手按住头发，以防艾火烧到头发。

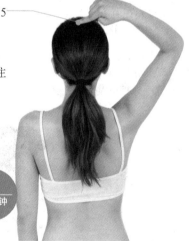

艾灸
10分钟

陶道 解表清热、调理督脉

定位▶ 在背部，当后正中线上，第一胸椎棘突下凹陷中。

艾灸▶ 将点燃的艾灸盒放于陶道穴上灸治，以皮肤有温热感为宜，至局部皮肤潮红透热为度。

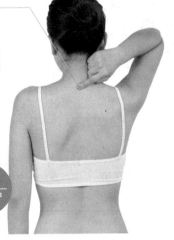

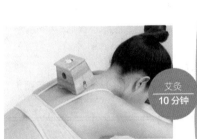

艾灸
10分钟

长强 通任督、调肠腑

定位▶ 在尾骨端下，当尾骨端与肛门连线的中点处。

艾灸▶ 用艾条温和灸法灸治长强穴，热力要能够深入体内，直达病所，注意施灸温度的调节。

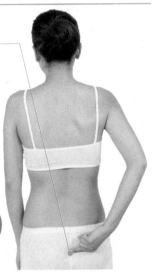

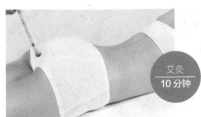

艾灸
10分钟

慢性肾炎

慢性肾炎是一种以慢性肾小球病变为主的肾小球疾病，也是一种常见的慢性肾脏疾病。此病潜伏时间长，病情发展缓慢，它可发生于任何年龄，但以青、中年男性为主，病程可长达 1 年以上。慢性肾炎的症状各异，大部分患者有明显血尿、浮肿、高血压症状，并有全身乏力、纳差、腹胀、贫血等病症。

特效穴位　**1. 肾俞　2. 阴陵泉　3. 涌泉**
另外再加上灸治神阙（见 031 页）、关元（见 025 页）效果会更佳。

肾俞　益肾固精、强健腰肾

定位▶ 在腰部，当第二腰椎棘突下，旁开 1.5 寸。

艾灸▶ 点燃艾灸盒灸治肾俞穴，以皮肤有温热感为宜，至局部皮肤潮红透热为度。

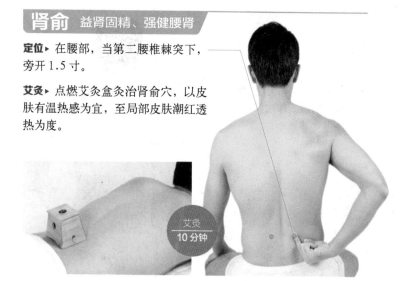

艾灸
10 分钟

阴陵泉 益肾利湿、行气消肿

定位▶ 在小腿内侧，当胫骨内侧髁后下方凹陷处。

艾灸▶ 用艾条温和灸法灸治阴陵泉穴，以出现明显的循经感传现象为佳。对侧以同样的方法操作。

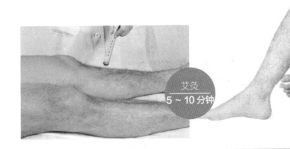

艾灸
5 ~ 10 分钟

涌泉 滋阴益肾健脾

定位▶ 在足底部，约足前部凹陷处，第二、三趾趾缝纹头端与足跟连线的前 1/3 处。

艾灸▶ 用艾条温和灸法灸治涌泉穴，以穴位皮肤潮红为度。对侧以同样的方法操作。

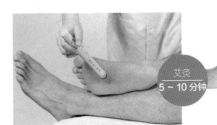

艾灸
5 ~ 10 分钟

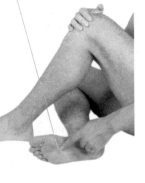

前列腺炎

前列腺炎是现在社会上成年男性常见病之一，是由多种复杂原因和诱因引起的前列腺的炎症。前列腺炎的临床表现具有多样化，以尿道刺激症状和慢性盆腔疼痛为其主要表现。其中尿道症状为尿急、尿频，排尿时有烧灼感，排尿疼痛，可伴有排尿终末血尿或尿道脓性分泌物等。

特效穴位　**1.** 命门　**2.** 气海　**3.** 三阴交
另外再加上肾俞（见 051 页）、关元（见 025 页）效果会更佳。

命门　温和肾阳、健腰益肾

定位▶ 在腰部，当后正中线上，第二腰椎棘突下凹陷中。

艾灸▶ 将点燃的艾灸盒放于命门穴上灸治，以皮肤有温热感为宜，至局部皮肤潮红透热为度。

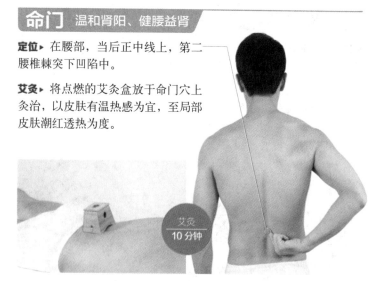

艾灸
10分钟

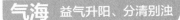

气海 益气升阳、分清别浊

定位▶ 在下腹部，前正中线上，当脐中下 1.5 寸。

艾灸▶ 将点燃的艾灸盒放于气海穴上灸治，至患者感觉局部温热舒适而不灼烫为宜。

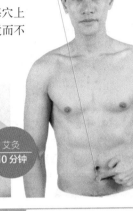

艾灸
———
10 分钟

三阴交 健脾利湿、调理肝肾

定位▶ 在小腿内侧，当足内踝尖上 3 寸，胫骨内侧缘后方。

艾灸▶ 用艾条温和灸法灸治三阴交穴，以皮肤有温热感为宜，对侧以同样的方法操作。

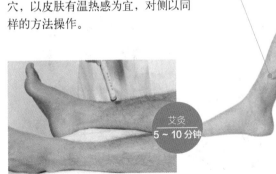

艾灸
———
5~10 分钟

膀胱炎

　　膀胱炎是泌尿系统最常见的疾病，多见于女性。膀胱炎大多是由于细菌感染所引起，过于劳累、受凉、长时间憋尿、性生活不洁也容易发病。初起表现症状轻微，仅有膀胱刺激症状，如尿频、尿急、尿痛、脓尿、血尿等，经治疗会很快痊愈。膀胱炎分为急性与慢性两种，两者可互相转化。

特效穴位　**1.** 中极　**2.** 大肠俞　**3.** 次髎
另外再加上灸治关元（见 025 页）、膀胱俞（见 111 页）效果会更佳。

中极　助气化、利湿热

定位▶ 在下腹部，前正中线上，当脐中下 4 寸。

艾灸▶ 将燃着的艾灸盒放于中极穴上灸治，以皮肤有温热感为宜，至局部皮肤潮红透热为度。

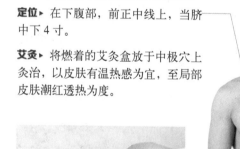

艾灸
10分钟

定位▶ 在腰部，当第四腰椎棘突下，旁开 1.5 寸。

艾灸▶ 将燃着的艾灸盒放于大肠俞穴上灸治，热力要能够深入体内，直达病所。

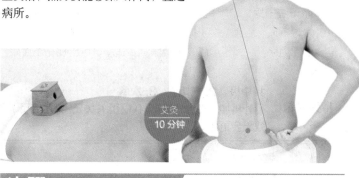

艾灸
10 分钟

次髎 补益下焦、强腰利湿

定位▶ 在骶部，当髂后上棘内下方，适对第二骶后孔处。

艾灸▶ 将燃着的艾灸盒放于次髎穴上灸治，以患者感到舒适无灼痛感、皮肤潮红为度。

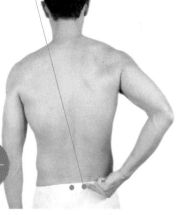

艾灸
10 分钟

尿潴留

尿潴留是指膀胱内积有大量尿液而不能排出的疾病，分为急性尿潴留和慢性尿潴留。前者表现为急性发生的膀胱胀满而无法排尿，常常是有明显尿意而不能排出引起疼痛，使患者焦虑不适。后者是由于持久而严重的梗阻病变引起的排尿困难，表现为尿频、尿不尽感，下腹胀满不适感，可出现充溢性尿失禁。

特效穴位

1. 中极 2. 三阴交 3. 次髎
另外再加上灸治气海（见042页）、关元（见025页）
效果会更佳。

中极 助气化、利湿热

定位▶ 在下腹部，前正中线上，当脐中下4寸。

艾灸▶ 点燃艾灸盒放于中极穴上灸治，以皮肤有温热感为宜，至局部皮肤潮红透热为度。

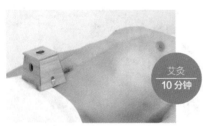

艾灸
10分钟

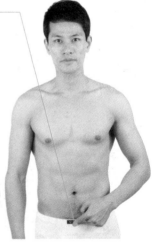

三阴交 调理三焦、通利小便

定位▶ 在小腿内侧，当足内踝尖上3寸，胫骨内侧缘后方。

艾灸▶ 用艾条温和灸法灸治三阴交穴，以出现循经感传现象为佳。对侧以同样的方法操作。

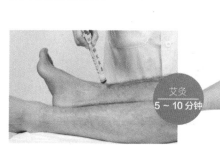
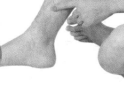

艾灸
5～10分钟

次髎 补益下焦、强腰利尿

定位▶ 在骶部，当髂后上棘内下方，适对第二骶后孔处。

艾灸▶ 点燃艾灸盒放于次髎穴上灸治，热力要能够深入体内，直达病所，以穴位皮肤潮红为度。

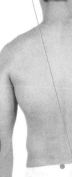

艾灸
10分钟

尿道炎

　　尿道炎是由于尿道损伤、尿道内异物、尿道梗阻、邻近器官出现炎症或性生活不洁等原因引起的尿道细菌感染。因女性尿道短、直，所以多见于女性患者。患有尿道炎的人常会有尿频、尿急，排尿时有烧灼感以至排尿困难等症状，而且有的还有较多尿道分泌物，开始为黏液性，逐渐变为脓性。

特效穴位
1. 中极　2. 三阴交　3. 膀胱俞
另外再加上灸治曲池（见 018 页）、阴陵泉（见 103 页）效果会更佳。

中极　助气化、利湿热

定位▶ 在下腹部，前正中线上，当脐中下 4 寸。

艾灸▶ 点燃艾灸盒放于中极穴上灸治，以皮肤有温热感为宜，至局部皮肤潮红透热为度。

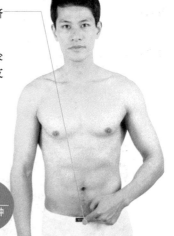

艾灸
10分钟

三阴交 通利小便、疏调气机

定位▸ 位于小腿内侧，当足内踝尖上3寸，胫骨内侧缘后方。

艾灸▸ 用艾条温和灸法灸治三阴交穴，以穴位皮肤潮红为度。对侧以同样的方法操作。

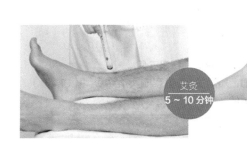

艾灸
5～10分钟

膀胱俞 疏调膀胱、通利水道

定位▸ 在骶部，当骶正中嵴旁1.5寸，平第二骶后孔。

艾灸▸ 点燃艾灸盒放于膀胱俞穴上灸治，热力要能够深入体内，直达病所，注意不可灼伤皮肤。

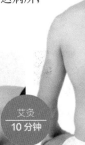

艾灸
10分钟

早泄

早泄是指性交时间极短，或阴茎插入阴道就射精，随后阴茎即疲软，不能正常进行性交的一种病症，是一种最常见的男性性功能障碍。中医认为本病多由于房劳过度或频繁手淫，导致肾精亏耗、肾阴不足、相火偏亢，或体虚羸弱、虚损遗精日久、肾气不固，导致肾阴阳俱虚所致。

特效穴位
1. 肾俞　**2.** 神阙　**3.** 足三里
另外再加上灸治关元（见025页）、中极（见114页）效果会更佳。

肾俞　益肾固精、强健腰肾

定位▶ 在腰部，当第二腰椎棘突下，旁开1.5寸。

艾灸▶ 点燃艾灸盒灸治肾俞穴，以皮肤有温热感为宜，至局部皮肤潮红透热为度。

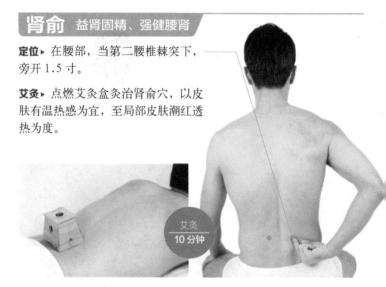

艾灸
10分钟

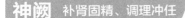

神阙 补肾固精、调理冲任

定位▶ 在腹中部，脐中央。

艾灸▶ 点燃艾灸盒灸治神阙穴，以皮肤有温热感为宜，至局部皮肤潮红透热为度。

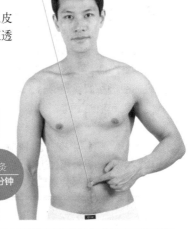

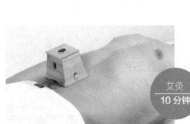

艾灸
10分钟

足三里 扶正培元、补中益气

定位▶ 在小腿前外侧，当犊鼻下3寸，距胫骨前缘一横指（中指）。

艾灸▶ 用艾条温和灸法灸治足三里穴，以受灸者能忍受的最大热度为佳。对侧以同样的方法操作。

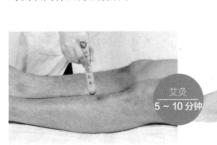

艾灸
5～10分钟

阳痿

阳痿即勃起功能障碍，是指在企图性交时，阴茎勃起硬度不足于插入阴道，或阴茎勃起硬度维持时间不足于完成满意的性生活。男性勃起是一个复杂的过程，与大脑、激素、情感、神经、肌肉和血管等都有关联。前面一个或多个原因都有可能导致男性勃起功能障碍。

特效穴位

1. 中极　**2.** 肾俞　**3.** 腰阳关
另外再加上灸治关元（见025页）、命门（见025页）效果会更佳。

中极　益肾固精、调理冲任

定位▶ 在下腹部，前正中线上，当脐中下4寸。

艾灸▶ 将燃着的艾灸盒放于中极穴上灸治，以患者感觉局部温热舒适而不灼烫为宜，注意施灸温度的调节。

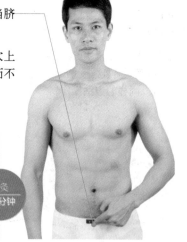

艾灸
10分钟

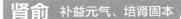

肾俞 补益元气、培肾固本

定位▶ 在腰部，当第二腰椎棘突下，旁开 1.5 寸。

艾灸▶ 将燃着的艾灸盒放于肾俞穴上灸治，以患者感觉局部温热舒适而不灼烫为宜，注意不可灼伤皮肤。

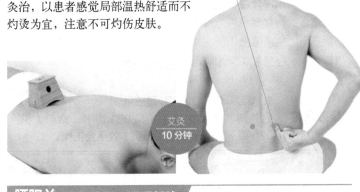

艾灸
10分钟

腰阳关 温肾助阳、调理督脉

定位▶ 在腰部，当后正中线上，第四腰椎棘突下凹陷中。

艾灸▶ 将燃着的艾灸盒放于腰阳关穴上灸治，以患者感到舒适无灼痛感、皮肤潮红为度。

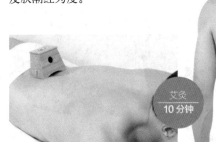

艾灸
10分钟

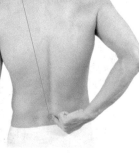

遗精

遗精是指无性交而精液自行外泄的一种男性疾病。睡眠时精液外泄者为梦遗，清醒时精液外泄者为滑精，无论是梦遗还是滑精都统称为遗精。一般成年男性遗精一周不超过1次属正常的生理现象；如果一周数次或一日数次，并伴有精神萎靡、腰酸腿软、心慌气喘，则属于病理性遗精。

特效穴位　**1.** 腰眼　**2.** 气海　**3.** 足三里
另外再加上灸治肾俞（见051页）、命门（见025页）、关元（见025页）效果会更佳。

腰眼　强腰健肾、畅达气血

定位▶ 在腰部，当第四腰椎棘突下，旁开约3.5寸凹陷中。

艾灸▶ 将燃着的艾灸盒放在腰眼穴上灸治，以患者感觉局部温热舒适而不灼烫为宜，至局部皮肤潮红透热为度。

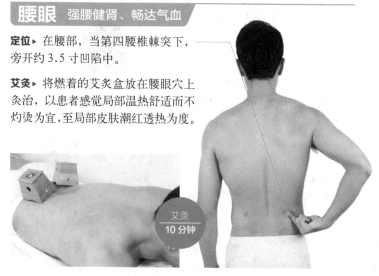

艾灸
10分钟

气海 补气益气、调理冲任

定位▶ 在下腹部，前正中线上，当脐中下 1.5 寸。

艾灸▶ 将燃着的艾灸盒放在气海穴上灸治，以患者感觉局部温热舒适而不灼烫为宜，至局部皮肤潮红透热为度。

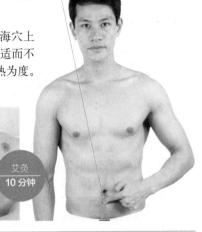

艾灸
10分钟

足三里 扶正培元、补中益气

定位▶ 在小腿前外侧，当犊鼻下 3 寸，距胫骨前缘一横指（中指）。

艾灸▶ 用艾条雀啄灸法灸治足三里穴，以穴位皮肤潮红为度。对侧以同样的方法操作。

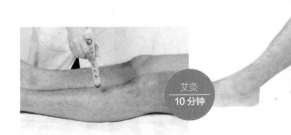

艾灸
10分钟

阴囊潮湿

　　阴囊潮湿是指由于脾虚肾虚、药物过敏、缺乏维生素、真菌滋生等原因引起的男性阴囊糜烂、潮湿、瘙痒等症状，是一种男性特有的皮肤病，可分为急性期、亚急性期、慢性期三个过程。中医认为，风邪、湿邪、热邪、血虚、虫淫等为致病的主要原因。

特效穴位

1. 陶道　**2.** 曲池　**3.** 阴陵泉
另外再加上灸治膀胱俞（见 111 页）、神门（见 065 页）效果会更佳。

陶道　疏风清热、祛湿止痒

定位▶ 在背部，当后正中线上，第一胸椎棘突下凹陷中。

艾灸▶ 将点燃的艾灸盒放于陶道穴上灸治，以皮肤有温热感为宜，至局部皮肤潮红透热为度。

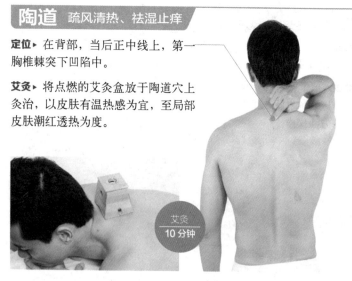

艾灸
10分钟

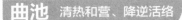

曲池 清热和营、降逆活络

定位▶ 在肘横纹外侧端，屈肘，当尺泽与肱骨外上髁连线中点。

艾灸▶ 用艾条温和灸法灸治曲池穴，以出现明显的循经感传现象为佳。对侧以同样的方法操作。

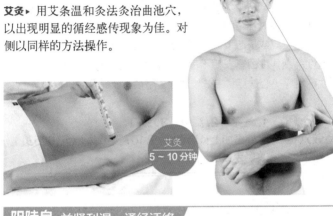

艾灸
5～10分钟

阴陵泉 益肾利湿、通经活络

定位▶ 在小腿内侧，胫骨内侧髁后下方凹陷处。

艾灸▶ 用艾条雀啄灸法灸治阴陵泉穴，以施灸部位出现红晕为度。对侧以同样的方法操作。

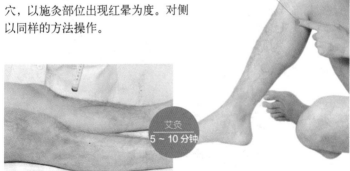

艾灸
5～10分钟

性冷淡

　　性冷淡是指由于疾病、精神、年龄等因素导致的性欲缺乏，即对性生活缺乏兴趣。性冷淡生理症状主要体现在：性爱抚无反应或快感反应不足；无性爱快感或快感不足，迟钝，缺乏性高潮；性器官发育不良或性器官萎缩、老化、细胞缺水、活性不足等。心理症状主要是对性爱恐惧，厌恶及心理抵触等。

特效穴位　　1. 气海　2. 膻中　3. 命门
另外再加上灸治次髎（见107页）、关元（见025页）效果会更佳。

气海　温补脾肾、畅达气血

定位▶ 在下腹部，前正中线上，当脐中下1.5寸。

艾灸▶ 点燃艾灸盒灸治气海穴，以患者感觉局部温热舒适而不灼烫为宜，至局部皮肤潮红透热为度。

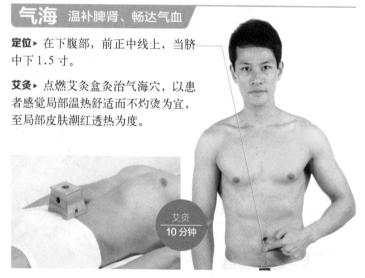

艾灸
10分钟

膻中 理气宽胸

定位▸ 在胸部，当前正中线上，平第四肋间，两乳头连线的中点。

艾灸▸ 用艾条回旋灸法灸治膻中穴，以出现明显的循经感传现象为佳，有温热感为度。

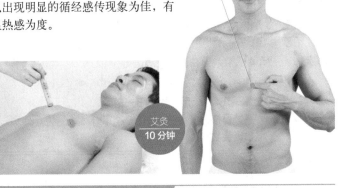

艾灸
10分钟

命门 温和肾阳、健腰益肾

定位▸ 在腰部，当后正中线上，第二腰椎棘突下凹陷中。

艾灸▸ 点燃艾灸盒灸治命门穴，以患者感觉局部温热舒适而不灼烫为宜，至局部皮肤潮红透热为度。

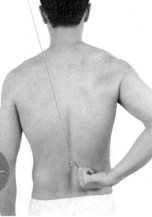

艾灸
10分钟

不育症

生育的基本条件是要具有正常的性功能和能与卵子结合的正常精子。不育症指正常育龄夫妇婚后有正常性生活，长期不避孕，却未生育。在已婚夫妇中不育者有 15%，其中单纯女性因素为 50%，单纯男性为 30% 左右。男性多由于男性内分泌疾病、生殖道感染、男性性功能障碍等引起。

特效穴位　　**1.** 气海　**2.** 足三里　**3.** 三阴交

另外再加上灸治关元（见 025 页）、命门（见 025 页）效果会更佳。

气海　益肾固精、调理冲任

定位▶ 在下腹部，前正中线上，当脐中下 1.5 寸。

艾灸▶ 点燃艾灸盒灸治气海穴，以患者感觉局部温热舒适而不灼烫为宜，至局部皮肤潮红透热为度。

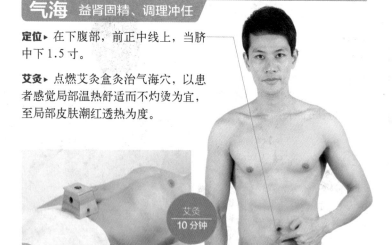

艾灸
10 分钟

足三里 扶正培元、通经活络

定位▶ 在小腿前外侧，当犊鼻下3寸，距胫骨前缘一横指（中指）。

艾灸▶ 用艾条温和灸法灸治足三里穴，以施灸部位出现红晕为度。对侧以同样的方法操作。

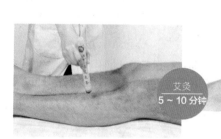

艾灸
5～10分钟

三阴交 健脾利湿、调节肝肾

定位▶ 在小腿内侧，当足内踝尖上3寸，胫骨内侧缘后方。

艾灸▶ 用艾条温和灸法灸治三阴交穴，以穴位皮肤潮红为度。对侧以同样的方法操作。

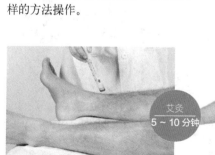

艾灸
5～10分钟

糖尿病

　　糖尿病是由于血中胰岛素相对不足，导致血糖过高，出现糖尿，进而引起脂肪和蛋白质代谢紊乱的常见内分泌代谢性疾病。临床上可出现多饮、多尿、多食、烦渴、消瘦等表现，持续高血糖与长期代谢紊乱等症状可导致眼、肾、心血管系统及神经系统的损害及其功能障碍或衰竭。

特效穴位
1.肺俞　**2.**神阙　**3.**足三里
另外再加上灸治肾俞（见051页）、脾俞（见085页）、关元（见025页）效果会更佳。

肺俞　清热润肺、生津止渴

定位▶ 在背部，当第三胸椎棘突下，旁开1.5寸。

艾灸▶ 将点燃的艾灸盒放于肺俞穴上灸治，以皮肤有温热感为宜，至局部皮肤潮红透热为度。

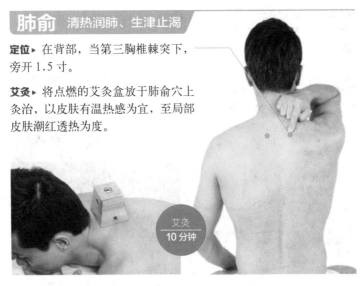

艾灸
10分钟

神阙 温阳救逆、健运脾胃

定位▶ 在腹中部，脐中央。

艾灸▶ 点燃艾灸盒灸治神阙穴，以患者感到舒适无灼痛感、皮肤潮红为度，注意施灸温度的调节。

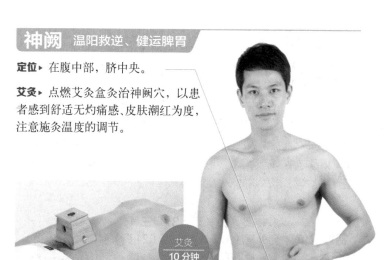

艾灸
10分钟

足三里 健脾和胃、扶正培元

定位▶ 在小腿前外侧，当犊鼻下3寸，距胫骨前缘一横指（中指）。

艾灸▶ 用艾条温和灸法灸治足三里穴，以皮肤有温热感为宜。对侧以同样的方法操作。

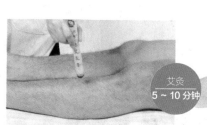

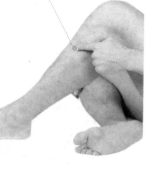

艾灸
5～10分钟

高脂血症

　　血脂主要是指血清中的胆固醇和甘油三酯。无论是胆固醇含量增高，还是甘油三酯的含量增高，或是两者皆增高，统称为高脂血症。高血脂可直接引起一些严重危害人体健康的疾病，如脑卒中、冠心病、心肌梗死、心脏猝死等，也是导致高血压、糖耐量异常、糖尿病的一个重要危险因素。

特效穴位　　**1.** 神阙　**2.** 关元　**3.** 足三里
另外再加上灸治丰隆（见021页）、脾俞（见085页）效果会更佳。

神阙　温阳救逆、健运脾胃

定位▸ 在腹中部，脐中央。

艾灸▸ 将点燃的艾灸盒放于神阙穴上灸治，以皮肤有温热感为宜，至局部皮肤潮红透热为度。

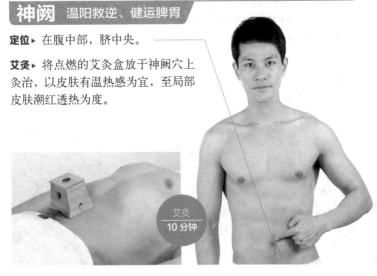

艾灸
10分钟

关元 补气回阳、清热利湿

定位▶ 在下腹部，前正中线上，当脐中下3寸。

艾灸▶ 将点燃的艾灸盒放于关元穴上灸治，以皮肤有温热感为宜，至局部皮肤潮红透热为度。

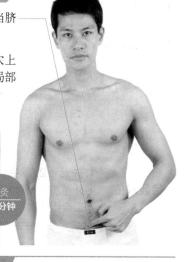

艾灸
10分钟

足三里 调理脾胃、化痰除湿

定位▶ 在小腿前外侧，当犊鼻下3寸，距胫骨前缘一横指（中指）。

艾灸▶ 用艾条温和灸法灸治足三里穴，以出现明显的循经感传现象为佳。对侧以同样的方法操作。

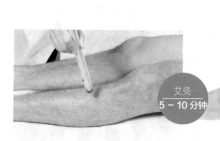

艾灸
5～10分钟

甲亢

　　甲亢全称甲状腺功能亢进，俗称"大脖子病"。本病是由于甲状腺激素分泌增多，造成身体机能各系统的兴奋和代谢亢进。主要临床表现为：多食、消瘦、畏热、好动、多汗、失眠、激动、易怒等高代谢症候群，由于神经和循环系统的兴奋，会出现不同程度的甲状腺肿大和眼突、手颤等特征。

特效穴位　**1.** 关元　**2.** 膻中　**3.** 中脘
另外再加上灸治天突（见130页）、肾俞（见051页）效果会更佳。

关元　益气养血、行气化痰

定位▶ 在下腹部，前正中线上，当脐中下3寸。

艾灸▶ 点燃艾灸盒灸治关元穴，以皮肤有温热感为宜，至局部皮肤潮红透热为度。

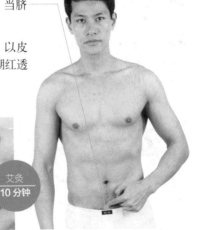

艾灸
10分钟

膻中 行气活血、化痰散结

定位▸ 在胸部，当前正中线上，平第四肋间，两乳头连线的中点。

艾灸▸ 用艾条温和灸法灸治膻中穴，施灸时以局部皮肤红润并有灼热感为度，注意施灸温度的调节。

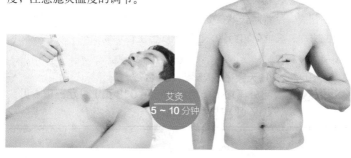

艾灸
5 ~ 10 分钟

中脘 健脾和胃、化湿降逆

定位▸ 在上腹部，前正中线上，当脐中上 4 寸。

艾灸▸ 点燃艾灸盒灸治中脘穴，以皮肤有温热感为宜，至局部皮肤潮红透热为度。

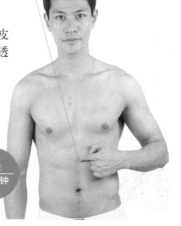

艾灸
10 分钟

地方性甲状腺肿大

　　地方性甲状腺肿大是碘缺乏病的主要表现之一。碘是甲状腺合成甲状腺激素的重要原料之一，碘缺乏时合成甲状腺激素不足，就会引起垂体分泌过量的促甲状腺素，刺激甲状腺增生肥大。甲状腺长期在促甲状腺素刺激下会出现增生或区域萎缩、出血、纤维化和钙化，也可出现自主性功能增高。

特效穴位
1. 天突　**2.** 丰隆　**3.** 合谷
另外再加上灸治曲池（见 018 页）、足三里（见 017 页）效果会更佳。

天突　理气化痰、清咽开音

定位▶ 在颈部，当前正中线上，胸骨上窝中央。

艾灸▶ 用艾条回旋灸法灸治天突穴，以皮肤有温热感为宜，至局部皮肤潮红透热为度。

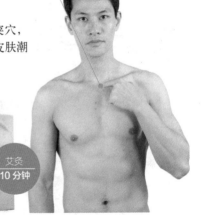

艾灸
10 分钟

丰隆 化痰湿、清神志

定位▶ 在小腿前外侧，外踝尖上8寸，条口外，距胫骨前缘二横指（中指）。

艾灸▶ 用艾条回旋灸法灸治丰隆穴，以出现明显的循经感传现象为佳。对侧以同样的方法操作。

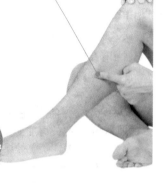

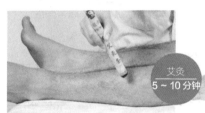

艾灸
5～10分钟

合谷 行气活血、消肿散结

定位▶ 在手背，第一、二掌骨间，当第二掌骨桡侧的中点处。

艾灸▶ 用艾条温和灸法灸治合谷穴，以施灸部位出现红晕为度，注意不可灼伤皮肤。

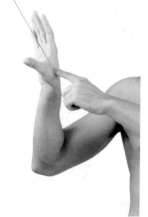

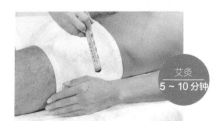

艾灸
5～10分钟

痛风

　　痛风又称"高尿酸血症"，是由于人体体内嘌呤物质新陈代谢发生紊乱，导致尿酸产生过多或排出减少所引起的疾病，属于关节炎的一种。尿酸过高，尿酸盐结晶沉积在关节、软骨和肾脏中，则病变常侵犯关节、肾脏等组织引起反复发作性炎性疾病，如急性关节炎、痛风石、尿路结石、肾绞痛等病症。

特效穴位　**1.** 曲池　**2.** 关元　**3.** 丰隆
另外再加上灸治足三里（见 017 页）、太溪（见 181 页）效果会更佳。

曲池　清热利湿、通络止痛

定位▶ 在肘部，肘横纹外侧端，屈肘，当尺泽与肱骨外上髁连线中点。

艾灸▶ 用艾条回旋灸法灸治曲池穴，以出现明显的循经感传现象为佳。对侧以同样的方法操作。

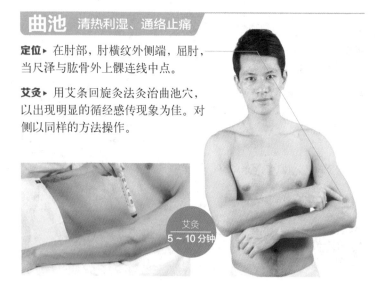

艾灸
5～10分钟

关元 补益肾气、导赤通淋

定位▶ 在下腹部，前正中线上，当脐中下3寸。

艾灸▶ 点燃艾灸盒灸治关元穴，以皮肤有温热感为宜，至局部皮肤潮红透热为度。

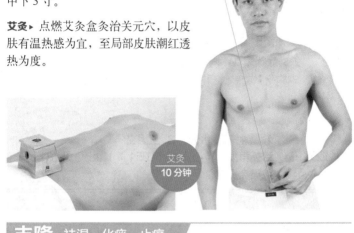

艾灸
10分钟

丰隆 祛湿、化痰、止痛

定位▶ 在小腿前外侧，外踝尖上8寸，条口外，距胫骨前缘二横指（中指）。

艾灸▶ 用艾条回旋灸法灸治丰隆穴，以皮肤有温热感为宜。对侧以同样的方法操作。

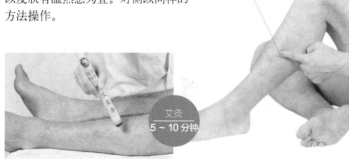

艾灸
5～10分钟

水肿

　　水肿是指血管外的组织间隙内体液增多，它是全身出现气化功能障碍的一种表现，与肺、脾、肾、三焦各脏腑密切相关。依据症状表现不同而分为阳水、阴水二类，常见于肾炎、肺心病、肝硬化、营养障碍及内分泌失调等疾病。

特效穴位
1. 脾俞　2. 水分　3. 三阴交
另外再加上灸治肾俞（见051页）、太溪（见181页）效果会更佳。

脾俞 扶脾统血、清热利湿

定位▶ 在背部，当第十一胸椎棘突下，旁开1.5寸。

艾灸▶ 点燃艾灸盒灸治脾俞穴，以皮肤有温热感为宜，至患者感觉局部皮肤温热舒适而不灼烫为度。

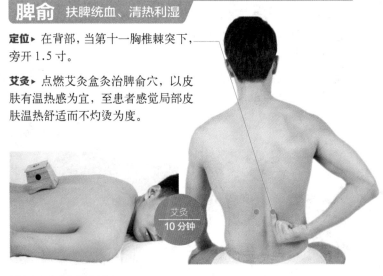

艾灸
10分钟

水分 通利水道、利尿行水

定位▶ 在上腹部，前正中线上，当脐中上1寸。

艾灸▶ 用艾炷隔姜灸灸治水分穴。若患者感到局部皮肤有灼痛感时，可略略提起姜片。

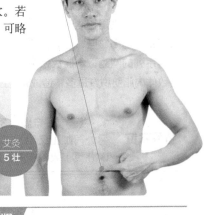

艾灸
5壮

三阴交 健脾利湿、调节肝肾

定位▶ 在小腿内侧，当足内踝尖上3寸，胫骨内侧缘后方。

艾灸▶ 用艾条回旋灸法来回灸治三阴交穴，以皮肤有温热感为宜。对侧以同样的方法操作。

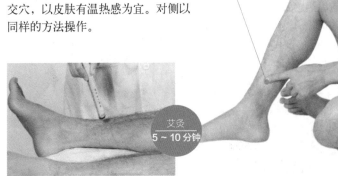

艾灸
5～10分钟

肥胖症

肥胖是指一定程度的明显超重与脂肪层过厚，是体内脂肪尤其是甘油三酯积聚过多而导致的一种状态。肥胖严重者容易引起高血压、心血管病、肝脏病变、肿瘤、睡眠呼吸暂停等一系列的问题。本症状是由于食物摄入过多或机体代谢改变而导致体内脂肪积聚过多，造成体重过度增长。

特效穴位
1. 中脘　2. 丰隆　3. 三阴交
另外再加上灸治足三里（见017页）、涌泉（见040页）效果会更佳。

中脘　通利肠腑、降浊化湿

定位▸ 在上腹部，前正中线上，当脐中上4寸。

艾灸▸ 点燃艾灸盒灸治中脘穴，以皮肤有温热感为宜，至局部皮肤潮红透热为度。

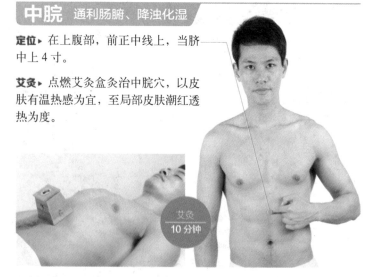

艾灸
10分钟

丰隆 健脾祛湿、化痰

定位▶ 在小腿前外侧，外踝尖上8寸，条口外，距胫骨前缘二横指（中指）。

艾灸▶ 用艾条回旋灸法来回灸治丰隆穴，以皮肤有温热感为宜。对侧以同样的方法操作。

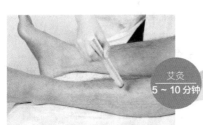

艾灸
5～10分钟

三阴交 健脾利湿、调节肝肾

定位▶ 在小腿内侧，当足内踝尖上3寸，胫骨内侧缘后方。

艾灸▶ 用艾条温和灸法灸治三阴交穴，以出现明显的循经感传现象为佳。对侧以同样的方法操作。

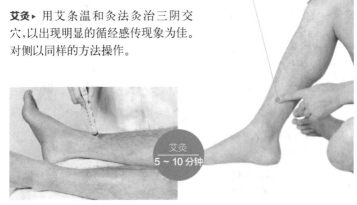

艾灸
5～10分钟

疝气

疝气，即人体组织或器官一部分离开了原来的部位，通过人体间隙、缺损或薄弱部位进入另一部位的状态，俗称"小肠串气"，有脐疝、腹股沟直疝、斜疝、切口疝、手术复发疝、白线疝、股疝等。疝气多是因为打喷嚏、用力过度、腹部过肥、用力排便、老年腹壁强度退行性病变等原因引起。

特效穴位　1. 中极　2. 足三里　3. 大敦

另外再加上灸治百会（见140页）、关元（见025页）效果会更佳。

中极　益肾固精、调理冲任

定位▶ 在下腹部，前正中线上，当脐中下4寸。

艾灸▶ 将燃着的艾灸盒放于中极穴上灸治，以患者感觉局部温热舒适而不灼烫为宜，注意施灸温度的调节。

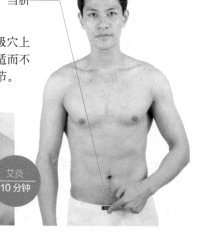

艾灸
10分钟

足三里 扶正培元、通经活络

定位▶ 在小腿前外侧，当犊鼻下3寸，距胫骨前缘一横指（中指）。

艾灸▶ 用艾条温和灸法灸治足三里穴，以皮肤有温热感为宜。对侧以同样的方法操作。

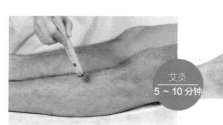
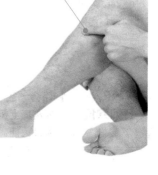

艾灸
5～10分钟

大敦 疏肝理气、消肿散结

定位▶ 在足大趾末节外侧，距趾甲角0.1寸（指寸）。

艾灸▶ 用艾条温和灸法灸治大敦穴，以施灸部位出现红晕为度。对侧以同样的方法操作。

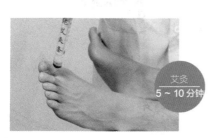
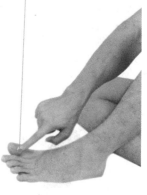

艾灸
5～10分钟

醉酒

醉酒实际就是急性酒精中毒，是由于一次饮入过量的酒精或酒类饮料而导致中枢神经系统由兴奋转为抑制的状态，并对肝、肾、胃、脾、心脏等人体重要脏器造成伤害，严重的可导致死亡。

特效穴位 | 1. 百会　2. 中脘　3. 肝俞
另外再加上灸治天枢（见087页）、内关（见027页）效果会更佳。

百会　醒神志、苏厥逆

定位▸ 在头部，当前发际正中直上5寸，或两耳尖连线的中点处。

艾灸▸ 用艾条雀啄灸法灸治百会穴，以局部透热为度，艾灸时可用手按住头发，以防艾火烧到头发。

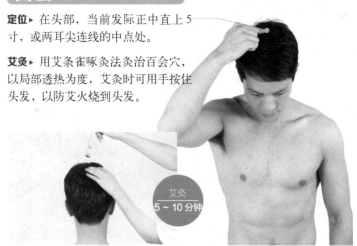

艾灸
5～10分钟

中脘 和胃、降逆、止呕

定位▶ 在上腹部，前正中线上，当脐中上4寸。

艾灸▶ 点燃艾灸盒灸治中脘穴，以皮肤有温热感为宜，至患者感觉局部皮肤温热舒适而不灼烫为度。

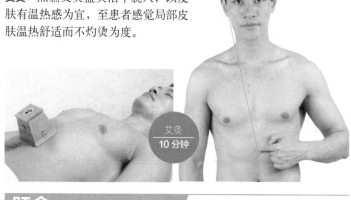

艾灸
10分钟

肝俞 疏肝、利胆、排毒

定位▶ 在背部，当第九胸椎棘突下，旁开1.5寸。

艾灸▶ 点燃艾灸盒灸治肝俞穴，以皮肤有温热感为宜，至患者感觉局部皮肤温热舒适而不灼烫为度。

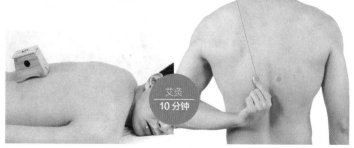

艾灸
10分钟

痛经

　　痛经又称"月经痛"，是指妇女在月经前后或经期，出现下腹部或腰骶部剧烈疼痛，严重时伴有恶心、呕吐、腹泻，甚至昏厥。其发病原因常与精神因素、内分泌及生殖器局部病变有关。中医认为本病多因情志郁结；或经期受寒饮冷，以致经血滞于胞宫；或体质素弱，胞脉失养引起疼痛。

特效穴位　**1.** 关元　**2.** 三阴交　**3.** 八髎
另外再加上灸治血海（见 049 页）、足三里（见 017 页）效果会更佳。

关元　温经散寒、调理冲任

定位▸ 在下腹部，前正中线上，当脐中下 3 寸。

艾灸▸ 将点燃的艾灸盒放于关元穴上灸治，以皮肤有温热感为宜，至局部皮肤潮红透热为度。

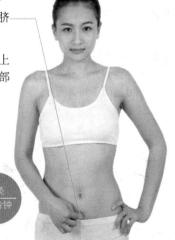

艾灸
10分钟

三阴交 健脾利湿、调节肝肾

定位▶ 在小腿内侧，当足内踝尖上3寸，胫骨内侧缘后方。

艾灸▶ 用艾条悬灸法灸治三阴交穴，施灸时以局部皮肤潮红并有灼热感为度。对侧以同样的手法操作。

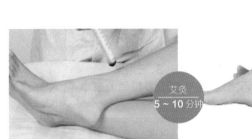

艾灸
5～10分钟

八髎 调经活血、理气止痛

定位▶ 在腰骶孔处，分为上髎、次髎、中髎、下髎，左右共八个穴位，分别在第一、二、三、四骶后孔中。

艾灸▶ 将点燃的艾灸盒放于八髎穴上灸治，以皮肤有温热感为宜，至局部皮肤潮红透热为度。

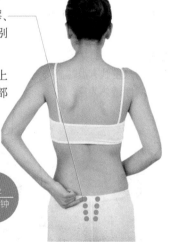

艾灸
10分钟

月经不调

　　月经是机体由于受垂体前叶及卵巢内分泌激素的调节而呈现的有规律的周期性子宫内膜脱落现象。月经不调是指月经的周期、经色、经量、经质发生了改变,如垂体前叶或卵巢功能异常,就会发生月经不调。中医认为本病多由肾虚而致冲、任功能失调,或肝热不能藏血、脾虚不能生血等致本病的发生。

特效穴位　　**1.** 关元　**2.** 足三里　**3.** 三阴交
另外再加上灸治气海(见042页)、血海(见049页)效果会更佳。

关元　调理冲任、行气活血

定位▶ 在下腹部,前正中线上,当脐中下3寸。

艾灸▶ 将点燃的艾灸盒放于关元穴上灸治,以皮肤有温热感为宜,至局部皮肤潮红透热为度。

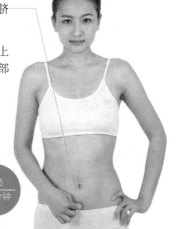

艾灸
10分钟

足三里 扶正培元、通经活络

定位▸ 在小腿前外侧,当犊鼻下3寸,距胫骨前缘一横指(中指)。

艾灸▸ 用艾条温和灸法灸治足三里穴,以出现明显的循经感传现象为佳。对侧以同样的方法操作。

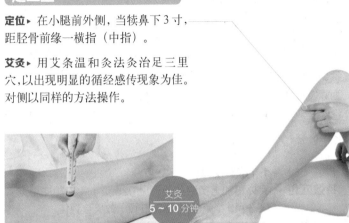

艾灸
5~10分钟

三阴交 健脾理血、益肾平肝

定位▸ 在小腿内侧,当足内踝尖上3寸,胫骨内侧缘后方。

艾灸▸ 用艾条温和灸法灸治三阴交穴,施灸时以局部皮肤潮红并有灼热感为度。对侧以同样的方法操作。

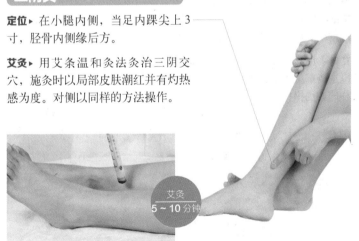

艾灸
5~10分钟

闭经

闭经是指妇女应有月经而超过一定时限仍未来潮者。正常女子一般14岁左右月经来潮，凡超过18岁尚未来潮者，为原发性闭经。月经周期建立后，又停经6个月以上者，为继发性闭经。本病多为内分泌系统的月经调节机能失常，子宫因素以及全身性疾病所致。

特效穴位

1. 行间　**2.** 血海　**3.** 肝俞

另外再加上灸治关元（见025页）、三阴交（见063页）、脾俞（见085页）效果会更佳。

行间　清肝泻热、凉血安神

定位▶ 在足背侧，当第一、二趾间，趾蹼缘的后方赤白肉际处。

艾灸▶ 用艾条温和灸法灸治行间穴，以施灸部位出现红晕为度。对侧以同样的方法操作。

艾灸
5～10分钟

血海 调经统血、健脾化湿

定位▸ 屈膝，在大腿内侧，髌底内侧端上 2 寸，当股四头肌内侧头的隆起处。

艾灸▸ 用艾条温和灸法灸治血海穴，施灸时以局部皮肤红润并有灼热感为度。对侧以同样的方法操作。

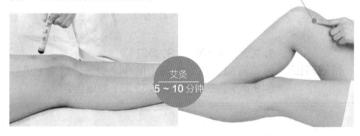

艾灸
5 ~ 10 分钟

肝俞 清利肝胆、补血消瘀

定位▸ 在背部，当第九胸椎棘突下，旁开 1.5 寸。

艾灸▸ 将点燃的艾灸盒放于肝俞穴上灸治，以皮肤有温热感为宜，至局部皮肤潮红透热为度。

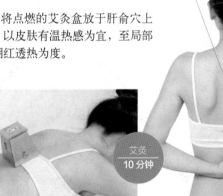

艾灸
10 分钟

崩漏

　　崩漏相当于西医的功能性子宫出血，是指妇女非周期性子宫出血，其发病急骤，暴下如注，大量出血者为"崩"；病势缓，出血量少，淋漓不绝者为"漏"。崩与漏虽出血情况不同，但在发病过程中两者常互相转化，如崩血量渐少，可能转化为漏，漏势发展又可能变为崩，故临床多以"崩漏"并称。

特效穴位	**1.** 关元　　**2.** 隐白　　**3.** 命门
	另外再加上灸治气海（见042页）、血海（见049页）、三阴交（见063页）效果会更佳。

关元　调冲任、理气血

定位▶ 在下腹部，前正中线上，当脐中下3寸。

艾灸▶ 将点燃的艾灸盒放于关元穴上灸治，以皮肤有温热感为宜，至局部皮肤潮红透热为度。

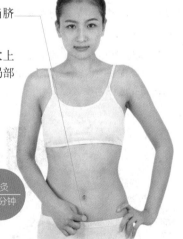

艾灸
10分钟

隐白 健脾宁神、调经统血

定位▸ 在足大趾末节内侧，距趾甲角 0.1寸（指寸）。

艾灸▸ 用艾条温和灸法灸治隐白穴，施灸时以局部皮肤红润并有灼热感为度。对侧以同样的方法操作。

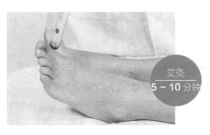

艾灸
5～10分钟

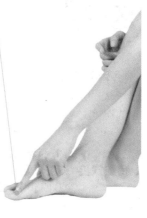

命门 培元补肾、强健腰脊

定位▸ 在腰部，当后正中线上，第二腰椎棘突下凹陷中。

艾灸▸ 将点燃的艾灸盒放于命门穴上灸治，以皮肤有温热感为宜，至局部皮肤潮红透热为度。

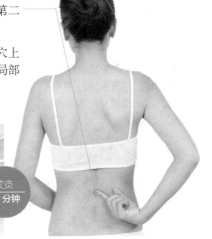

艾灸
10分钟

带下病

带下病指阴道分泌多量或少量的白色分泌物，有臭味及异味，色泽异常，常与生殖系统局部炎症、肿瘤或身体虚弱等因素有关。中医学认为本病多因湿热下注或气血亏虚，致带脉失约，冲任失调而成。其分为四型：肝火型、脾虚型、湿热型和肾虚型。

特效穴位　1. 带脉　2. 蠡沟　3. 白环俞
另外再加上灸治气海（见 042 页）、足三里（见 017 页）、三阴交（见 063 页）效果会更佳。

带脉　通调气血、调经止带

定位▸ 在侧腹部，章门下 1.8 寸，当第十一肋骨游离端下方垂线与脐水平线的交点上。

艾灸▸ 用艾条温和灸法灸治带脉穴，施灸时以局部皮肤红润并有灼热感为度。对侧以同样的方法操作。

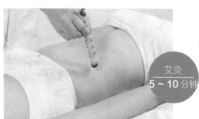

艾灸
5～10 分钟

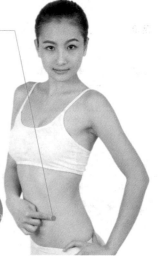

蠡沟 疏肝理气、调经止带

定位▶ 在小腿内侧，当足内踝尖上 5 寸，胫骨内侧面的中央。

艾灸▶ 用艾条温和灸法灸治蠡沟穴，以皮肤有温热感为宜。对侧以同样的方法操作。

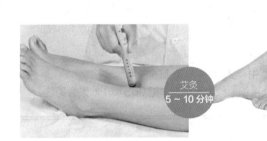

艾灸
5～10分钟

白环俞 清下焦、利湿止带

定位▶ 在骶部，当骶正中嵴旁 1.5 寸，平第四骶后孔。

艾灸▶ 将点燃的艾灸盒放于白环俞穴上灸治，以皮肤有温热感为宜，至局部皮肤潮红透热为度。

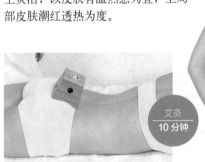

艾灸
10分钟

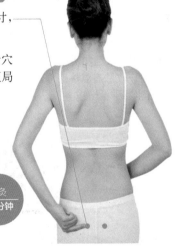

乳腺增生

　　乳腺增生是女性最常见的乳房疾病，其发病率占乳腺疾病的首位。乳腺增生是正常乳腺小叶生理性增生与复旧不全，乳腺正常结构出现紊乱，属于病理性增生，它是既非炎症又非肿瘤的一类病。临床表现为乳房疼痛、乳房肿块及乳房溢液等。本病多认为由内分泌失调、精神、环境因素、服用激素保健品等所致。

特效穴位　1. 膻中　2. 肩井　3. 肝俞
另外再加上灸治三阴交（见063页）效果会更佳。

膻中　宽胸理气、活血化瘀

定位▶ 在胸部，当前正中线上，平第四肋间，两乳头连线的中点。

艾灸▶ 用艾条温和灸法灸治膻中穴，施灸时以皮肤有温热感为宜，至局部皮肤潮红透热为度。

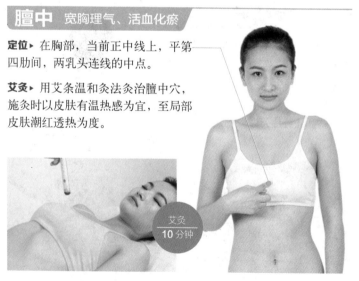

艾灸
10分钟

肩井 祛风清热、活络消肿

定位▶ 在肩上，前直乳中，当大椎与肩峰端连线的中点上。

艾灸▶ 用艾条温和灸法灸治肩井穴，施灸时以局部皮肤红润并有灼热感为度。对侧以同样的方法操作。

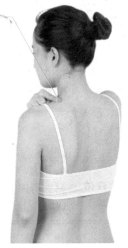

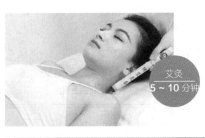

艾灸
5～10分钟

肝俞 清利肝胆、补血消瘀

定位▶ 在背部，当第九胸椎棘突下，旁开1.5寸。

艾灸▶ 将点燃的艾灸盒放于肝俞穴上灸治，热力要能够深入体内，直达病所，注意施灸温度的调节。

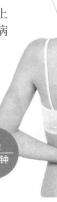

艾灸
10分钟

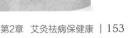

子宫脱垂

子宫脱垂又名子宫脱出，本病是指子宫从正常位置沿阴道向下移位。其病因为支托子宫及盆腔脏器之组织损伤或失去支托力，以及骤然或长期增加腹压所致。常见症状为腹部下坠、腰酸，严重者会出现排尿困难，或尿频、尿潴留、尿失禁及白带增多等症状。

特效穴位　**1.** 百会　**2.** 关元　**3.** 脾俞
另外再加上灸治中脘（见 027 页）、三阴交（见 063 页）、肾俞（见 051 页）效果会更佳。

百会　升阳举陷、固摄胞宫

定位▸ 在头部，当前发际正中直上 5 寸，或两耳尖连线的中点处。

艾灸▸ 用艾条回旋灸法灸治百会穴，以局部透热为度，艾灸时可用手按住头发，以防艾火烧到头发。

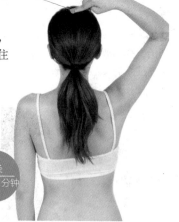

艾灸
5～10 分钟

关元 调理冲任、益气固胞

定位▶ 在下腹部，前正中线上，当脐中下 3 寸。

艾灸▶ 将点燃的艾灸盒放于关元穴上灸治，以皮肤有温热感为宜，至局部皮肤潮红透热为度。

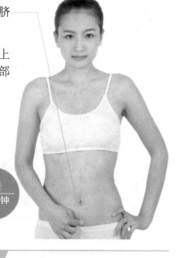

艾灸
10 分钟

脾俞 健脾益气、利湿升清

定位▶ 在背部，当第十一胸椎棘突下，旁开 1.5 寸。

艾灸▶ 将点燃的艾灸盒放于脾俞穴上灸治，热力要能够深入体内，直达病所，以穴位皮肤潮红为度。

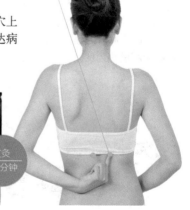

艾灸
10 分钟

慢性盆腔炎

　　慢性盆腔炎指的是女性内生殖器官、周围结缔组织及盆腔腹膜发生慢性炎症，反复发作，经久不愈，常因为急性炎症治疗不彻底或因患者体质差，病情迁移所致。临床表现主要有下腹坠痛或腰骶部酸痛、拒按，伴有低热、白带增多、月经不调、不孕等。此症较顽固，当机体抵抗力下降时可诱发急性发作。

特效穴位　1. 子宫　2. 白环俞　3. 腰阳关
另外再加上灸治中脘（见 027 页）、气海（见 042 页）、足三里（见 017 页）效果会更佳。

子宫　理气和血、消炎止痛

定位▶ 在下腹部，当脐中下 4 寸，中极旁开 3 寸。

艾灸▶ 将点燃的艾灸盒放于子宫穴上灸治，以皮肤有温热感为宜，至局部皮肤潮红透热为度。

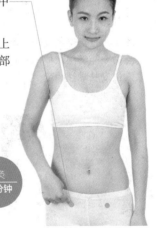

艾灸
10分钟

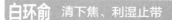

白环俞 清下焦、利湿止带

定位▶ 在骶部，当骶正中嵴旁1.5寸，平第四骶后孔。

艾灸▶ 将点燃的艾灸盒放于白环俞穴上灸治，以皮肤有温热感为宜，至局部皮肤潮红透热为度。

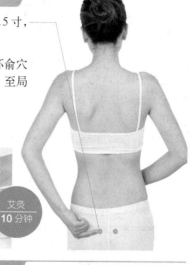

艾灸
——
10分钟

腰阳关 除湿降浊、健脾益肾

定位▶ 在腰部，当后正中线上，第四腰椎棘突下凹陷中。

艾灸▶ 将点燃的艾灸盒放于腰阳关穴上灸治，热力要能够深入体内，直达病所，注意施灸温度的调节。

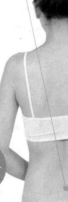

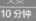

艾灸
——
10分钟

产后腹痛

产后腹痛是指女性分娩后下腹部疼痛，是属于分娩后的一种正常现象，一般疼痛2～3天，而后疼痛自然会消失，多则一周以内消失。若超过一周连续腹痛，伴有恶露量增多，有血块，有臭味等，预示盆腔内有炎症。产后腹痛以小腹部疼痛最为常见。产后饮食宜清淡，可根据自己的身体状况适当的运动。

特效穴位　1. 神阙　2. 气海　3. 带脉
另外再加上灸治关元（见025页）、八髎（见143页）效果会更佳。

神阙　温阳救逆、行气化瘀

定位▶ 在腹中部，脐中央。

艾灸▶ 点燃艾灸盒灸治神阙穴，以皮肤有温热感为宜，至患者感觉局部皮肤温热舒适而不灼烫为度。

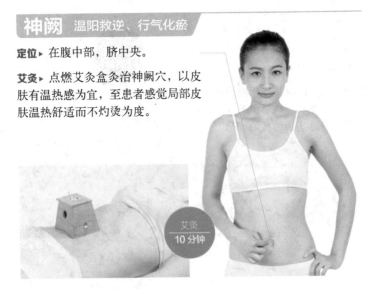

艾灸
10分钟

气海 益气助阳、调理冲任

定位▶ 在下腹部，前正中线上，当脐中下 1.5 寸。

艾灸▶ 点燃艾灸盒灸治气海穴，热力要能够深入体内，直达病所，以出现明显的循经感传现象为佳。

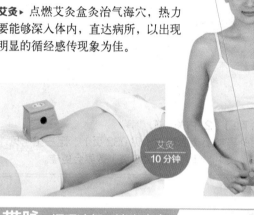

艾灸
10分钟

带脉 调理冲任、消炎止痛

定位▶ 在侧腹部，章门下 1.8 寸，当第十一肋骨游离端下方垂线与脐水平线的交点上。

艾灸▶ 用艾条温和灸法灸治带脉穴，施灸时以局部皮肤红润并有灼热感为度。对侧以同样的方法操作。

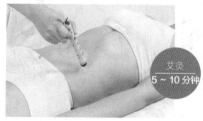

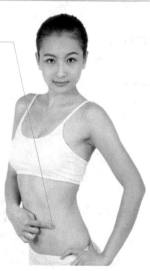

艾灸
5～10分钟

产后缺乳

　　产后缺乳是指产后乳汁分泌量少，不能满足婴儿的需要。乳汁的分泌与乳母的精神、情绪和营养状况、休息都是有关联的。中医认为本病多因素体虚弱，或产期失血过多，以致气血亏虚，乳汁化源不足，或情志失调，气机不畅，乳汁壅滞不行所致。

特效穴位

1. 期门　**2.** 内关　**3.** 少泽

另外再加上灸治膻中（见032页）、足三里（见017页）、脾俞（见085页）效果会更佳。

期门　疏肝理气、通络下乳

定位▶ 在胸部，当乳头直下，第六肋间隙，前正中线旁开4寸。

艾灸▶ 用艾条回旋灸法来回灸治期门穴，施灸时以局部皮肤红润并有灼热感为度。对侧以同样的方法操作。

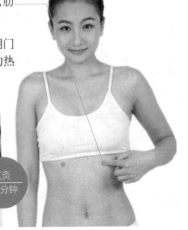

艾灸
15分钟

内关 宁心安神、疏肝理气

定位▶ 在前臂掌侧，当曲泽与大陵的
连线上，腕横纹上 2 寸。

艾灸▶ 用艾条温和灸法灸治内关穴，
施灸时以局部皮肤红润并有灼热感为
度。对侧以同样的方法操作。

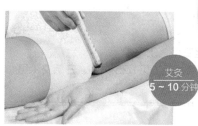
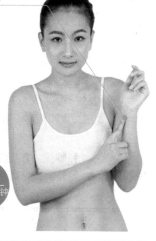

艾灸
5～10分钟

少泽 通乳经验特效穴

定位▶ 在手小指末节尺侧，距指甲角
0.1寸（指寸）。

艾灸▶ 用艾条温和灸法灸治少泽穴，
以出现明显的循经感传现象为佳。对
侧以同样的方法操作。

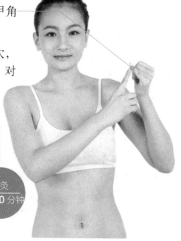

艾灸
5～10分钟

不孕症

　　不孕症是指夫妇同居而未避孕，经过较长时间不怀孕者。临床上分原发性不孕和继发性不孕两种。同居3年以上未受孕者，称原发性不孕；婚后曾有过妊娠，相距3年以上未受孕者，称继发性不孕。不孕是由多种因素引起的，一般多由于流产、妇科疾病、压力大和减肥等引起。

特效穴位　　1. 神阙　2. 足三里　3. 子宫
另外再加上灸治关元（见025页）、三阴交（见063页）效果会更佳。

神阙　补益肾阳、暖宫散寒

定位▶ 在腹中部，脐中央。

艾灸▶ 将点燃的艾灸盒放于神阙穴上灸治，以皮肤有温热感为宜，至局部皮肤透热为度。

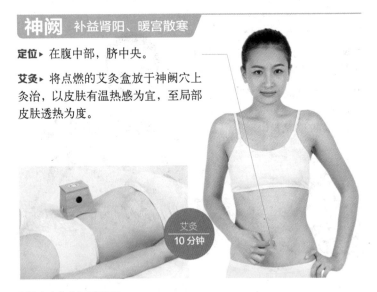

艾灸
10分钟

足三里 扶正培元、补中益气

定位▶ 在小腿前外侧，当犊鼻下3寸，距胫骨前缘一横指（中指）。

艾灸▶ 用艾条回旋灸法灸治足三里穴，以皮肤有温热感为宜。对侧以同样的方法操作。

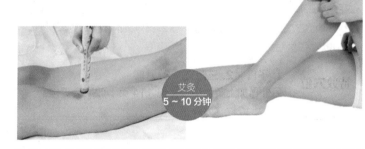

艾灸
5～10分钟

子宫 治疗不孕经验特效穴

定位▶ 在下腹部，当脐中下4寸，中极旁开3寸。

艾灸▶ 用艾条回旋灸法灸治子宫穴，以皮肤有温热感为宜。对侧以同样的方法操作。

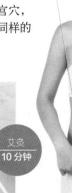

艾灸
10分钟

宫颈炎

宫颈炎是一种常见的妇科疾病，多发生于育龄妇女。常见的临床表现为白带增多，呈黏稠的黏液或脓性黏液，有时可伴有血丝或夹有血丝。引起宫颈炎的主要原因有性生活过频或习惯性流产、分娩及人工流产术感染等。宫颈炎有多种表现，如宫颈糜烂、宫颈肥大、宫颈息肉、宫颈腺体囊肿、宫颈内膜炎等，其中以宫颈糜烂最为多见。

特效穴位   **1.** 子宫   **2.** 三阴交   **3.** 八髎
另外再加上灸治中极（见 114 页）效果会更佳。

子宫   调经止带

定位▶ 在下腹部，当脐中下 4 寸，中极旁开 3 寸。

艾灸▶ 将点燃的艾灸盒放于子宫穴上灸治，以皮肤有温热感为宜，至局部皮肤潮红透热为度。

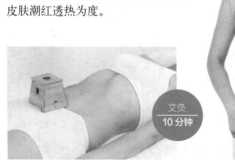

艾灸
10 分钟

三阴交 健脾理血、益肾平肝

定位▶ 在小腿内侧，当足内踝尖上3寸，胫骨内侧缘后方。

艾灸▶ 用艾条温和灸法灸治三阴交穴，以受灸者能忍受的最大热度为佳。对侧以同样的方法操作。

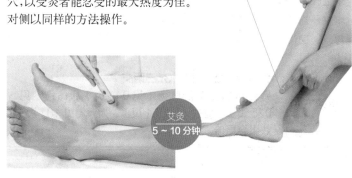

艾灸
5～10分钟

八髎 调理妇科病症

定位▶ 在骶椎，又称上髎、次髎、中髎和下髎，左右共八个穴位，分别在第一、二、三、四骶后孔中，合称"八髎穴"。

艾灸▶ 将点燃的艾灸盒放于八髎穴上灸治，以施灸部位出现红晕为度。

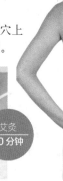

艾灸
10分钟

子宫内膜炎

　　子宫内膜炎是各种原因引起的子宫内膜结构发生炎性改变。子宫内膜炎可分为急性子宫内膜炎和慢性子宫内膜炎。慢性子宫内膜炎是导致流产的最常见原因。临床表现为盆腔区域疼痛、白带增多、月经不调、痛经等。

特效穴位
1. 肓俞　**2.** 中极　**3.** 三阴交
另外再加上灸治气海（见 042 页）、命门（见 025 页）、肾俞（见 051 页）、太溪（见 181 页）效果会更佳。

肓俞 调肠理气、温中利尿

定位▶ 在腹中部，当脐中旁开 0.5 寸。

艾灸▶ 将点燃的艾灸盒放于肓俞穴上灸治，以皮肤有温热感为宜，至局部皮肤潮红透热为度，注意施灸温度的调节。

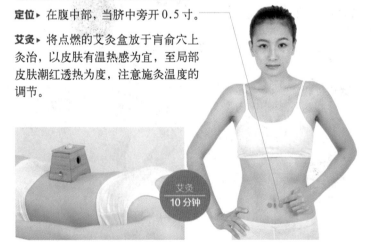

艾灸
10分钟

中极 调经止带、消炎止痛

定位▶ 在下腹部，前正中线上，当脐中下4寸。

艾灸▶ 将点燃的艾灸盒放于中极穴上灸治，以皮肤有温热感为宜，至局部皮肤潮红透热为度。

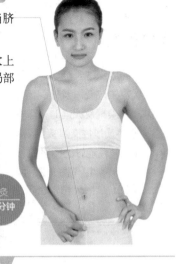

艾灸
10分钟

三阴交 健脾理血、益肾平肝

定位▶ 在小腿内侧，当足内踝尖上3寸，胫骨内侧缘后方。

艾灸▶ 用艾条温和灸法灸治三阴交穴，以出现循经感传现象为佳。对侧以同样的方法操作。

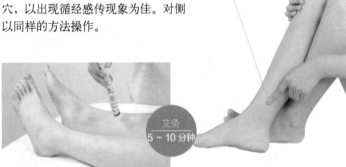

艾灸
5~10分钟

阴道炎

　　阴道炎是一种常见的妇科疾病，是阴道黏膜及黏膜下结缔组织的炎症，各个年龄阶段都可以罹患。临床上以白带的性状发生改变以及外阴瘙痒、灼痛为主要临床特点，性交痛也常见，感染累及尿道时，可有尿痛、尿急等症状。平时要注意卫生，避免通过性交直接传染和其他途径的间接传染，不乱用抗生素，穿透气性能好的棉质内衣、内裤，并用热水浸泡。

| **特效穴位** | **1.** 气海　**2.** 中极　**3.** 行间
另外再加上灸治关元（见 025 页）、足三里（见 017 页）效果会更佳。 |

气海　益气补虚、调经止带

定位▶ 在下腹部，前正中线上，当脐中下 1.5 寸。

艾灸▶ 将点燃的艾灸盒放于气海穴上灸治，以皮肤有温热感为宜，至局部皮肤潮红透热为度。

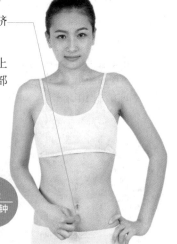

艾灸
10分钟

中极 益肾兴阳、通经止带

定位▶ 在下腹部，前正中线上，当脐中下4寸。

艾灸▶ 将点燃的艾灸盒放于中极穴上灸治，热力要能够深入体内，直达病所，注意施灸温度的调节。

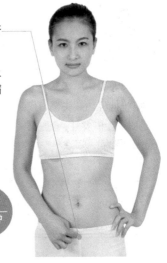

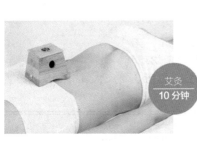

艾灸
10分钟

行间 调经止带、清热祛湿

定位▶ 在足背侧，当第一、二趾间，趾蹼缘的后方赤白肉际处。

艾灸▶ 用艾条温和灸法灸治行间穴，以皮肤有温热感为宜。对侧以同样的方法操作。

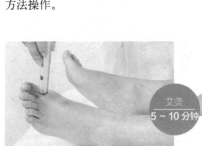

艾灸
5~10分钟

更年期综合征

更年期综合征是指女性从生育期向老年期过渡期间，因卵巢功能逐渐衰退，导致人体雌激素分泌量减少，从而引起植物神经功能失调，代谢障碍为主的一系列疾病。本病多发于45岁以上的女性，其主要临床表现有月经紊乱不规则，伴潮热、心悸、胸闷、烦躁不安、失眠等症状。

特效穴位　　**1.** 肾俞　**2.** 足三里　**3.** 涌泉
另外再加上三阴交（见063页）、太溪（见181页）效果会更佳。

肾俞　培补肾气、强健腰肾

定位▶ 在腰部，当第二腰椎棘突下，旁开1.5寸。

艾灸▶ 点燃艾灸盒灸治肾俞穴，以皮肤有温热感为宜，施灸完后，用拇指揉按肾俞穴，有酸胀感为度。

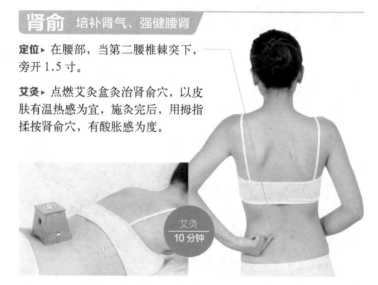

艾灸
10分钟

足三里 益气补虚、防病保健

定位▶ 在小腿前外侧，当犊鼻下3寸，距胫骨前缘一横指（中指）。

艾灸▶ 用艾条温和灸法灸治足三里穴，以出现明显的循经感传现象为佳。对侧以同样的方法操作。

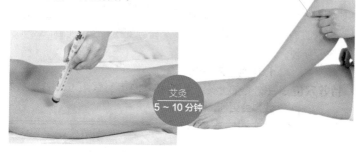

艾灸
5～10分钟

涌泉 滋阴益肾、平肝熄风

定位▶ 在足前部凹陷处，足掌心前1/3与后2/3交点凹陷处。

艾灸▶ 用艾条温和灸法灸治涌泉穴，以皮肤有温热感为宜。对侧以同样的方法操作。

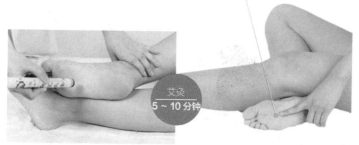

艾灸
5～10分钟

骨伤科疾病

颈椎病

颈椎病多因颈椎骨、椎间盘及其周围纤维结构损害，致使颈椎间隙变窄，关节囊松弛，内平衡失调的颈椎综合征。主要临床表现为头、颈、肩、臂、上胸背疼痛或麻木、酸沉、放射性痛，头晕，无力，上肢及手感觉功能明显减退，部分患者有明显的肌肉萎缩。中医认为本病多因督脉受损，经络闭阻，或气血不足所致。

特效穴位　**1.** 风池　**2.** 天宗　**3.** 肩髃
另外再加上灸治大椎（见019页）、肩井（见153页）效果会更佳。

风池　祛风、通络、止痛

定位▶ 在项部，当枕骨之下，与风府相平，胸锁乳突肌与斜方肌上端之间的凹陷处。

艾灸▶ 用艾条温和灸法灸治风池穴，以皮肤有温热感为宜。对侧以同样的方法操作。

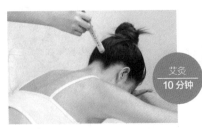

艾灸
10分钟

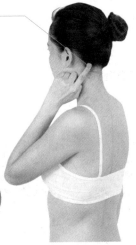

天宗 舒筋活络、理气消肿

定位▶ 在肩胛部，当冈下窝中央凹陷处，与第四胸椎相平。

艾灸▶ 用艾条雀啄灸法灸治天宗穴，以皮肤有温热感为宜，至局部皮肤潮红透热为度。对侧以同样的方法操作。

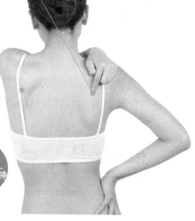

艾灸
5～10分钟

肩髃 通经活络止痛

定位▶ 在臂外侧，三角肌上，臂外展或向前平伸时，当肩峰前下方凹陷处。

艾灸▶ 用艾条温和灸法灸治肩髃穴，以出现明显的循经感传现象为佳。对侧以同样的方法操作。

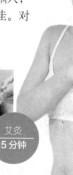

艾灸
5分钟

肩周炎

肩周炎是肩部关节囊和关节周围软组织的一种退行性炎症性慢性疾患。主要临床表现为患肢肩关节疼痛，昼轻夜重，活动受限，日久肩关节肌肉可出现废用性萎缩。中医认为本病多由气血不足，营卫不固，风、寒、湿之邪侵袭肩部经络，致使筋脉收引，气血运行不畅而成，或因外伤劳损，经脉滞涩所致。

特效穴位　　**1.** 天宗　**2.** 肩髎　**3.** 肩贞
另外再加上灸治肩井（见153页）效果会更佳。

天宗　理气消肿、舒筋活络

定位▶ 在肩胛部，当冈下窝中央凹陷处，与第四胸椎相平。

艾灸▶ 用艾条隔姜灸法灸治天宗穴，以皮肤有温热感为宜。对侧以同样的方法操作。

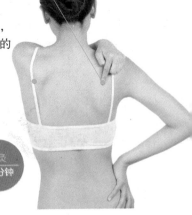

艾灸
10分钟

肩髎 祛湿通络止痛

定位▶ 在肩部，肩髃后方，当臂外展时，于肩峰后下方呈现凹陷处。

艾灸▶ 用艾条回旋灸法灸治肩髎穴，以出现明显的循经感传现象为佳。对侧以同样的方法操作。

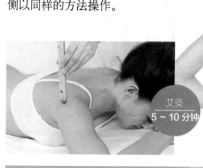

艾灸
5～10分钟

肩贞 祛风散寒、疏筋通络

定位▶ 在肩关节后下方，臂内收时，腋后纹头上1寸（指寸）。

艾灸▶ 用艾条回旋灸法灸治肩贞穴，热力要能够深入体内，直达病所。对侧以同样的方法操作。

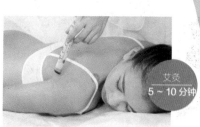

艾灸
5～10分钟

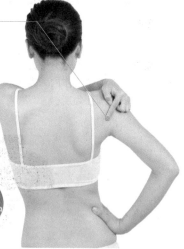

落枕

落枕多因睡卧时体位不当，造成颈部肌肉损伤，或颈部感受风寒，或外伤致使经络不通，气血凝滞，筋脉拘急而成。临床主要表现为颈项部强直酸痛不适，不能转动自如，并向一侧歪斜，甚至疼痛牵引患侧肩背及上肢。中医治疗落枕的方法很多，推拿、针灸、热敷等均有良好的效果。

特效穴位 **1.** 大椎 **2.** 外劳宫 **3.** 天柱

大椎 祛风散寒、舒筋通络

定位▶ 在后正中线上，第七颈椎棘突下凹陷中。

艾灸▶ 用艾条回旋灸法灸治大椎穴，热力要能够深入体内，直达病所，以穴位皮肤潮红为度。

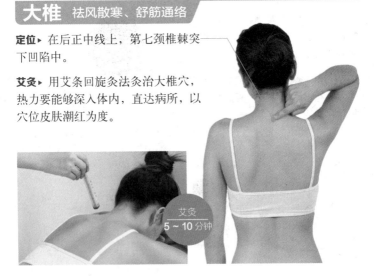

艾灸
5～10分钟

外劳宫 活血通络、解痉镇痛

定位▶ 在手背侧，当第二、三掌骨之间，掌指关节后 0.5 寸。

艾灸▶ 用艾条回旋灸法灸治外劳宫穴，以皮肤有温热感为宜。对侧以同样的方法操作。

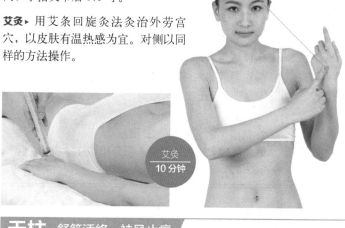

艾灸
10 分钟

天柱 舒筋活络、祛风止痛

定位▶ 在项部大筋（斜方肌）外缘之后发际凹陷中，约当后发际正中旁开 1.3 寸。

艾灸▶ 用艾条雀啄灸法灸治天柱穴，以出现明显的循经感传现象为佳，有温热感为度。

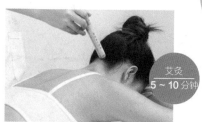

艾灸
5 ~ 10 分钟

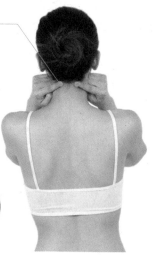

膝关节炎

　　膝关节炎是最常见的关节炎，是软骨退行性病变和关节边缘骨赘的慢性进行性疾病，以软骨磨损为其主要发病因素，好发于体重偏重者和中老年人，在发病的前期，没有明显的症状。其主要症状为膝关节深部疼痛、压痛，关节僵硬僵直、麻木、伸屈不利，无法正常活动，关节肿胀等。

特效穴位　1. 鹤顶　2. 足三里　3. 梁丘
另外再加上灸治阳陵泉（见 098 页）、委中（见182 页）效果会更佳。

鹤顶　祛风除湿、通络止痛

定位▶ 在膝上部，髌底的中点上方凹陷处。

艾灸▶ 用艾条隔姜灸法灸治鹤顶穴，以皮肤有温热感为宜。对侧以同样的方法操作。

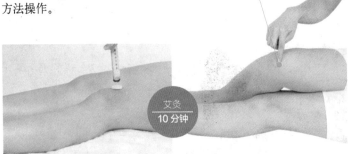

艾灸
10分钟

定位▶ 在小腿前外侧，当犊鼻下3寸，距胫骨前缘一横指（中指）。

艾灸▶ 用艾条回旋灸法灸治足三里穴，以出现明显的循经感传现象为佳。对侧以同样的方法操作。

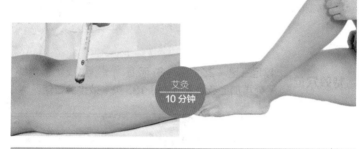

艾灸
10分钟

梁丘 通经活络、止痛

定位▶ 屈膝，在大腿前面，当髂前上棘与髌底外侧端的连线上，髌底上2寸。

艾灸▶ 用艾条回旋灸法灸治梁丘穴，以受灸者能忍受的最大热度为佳。对侧以同样的方法操作。

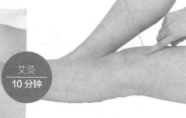

艾灸
10分钟

脚踝疼痛

　　脚踝疼痛是由于不适当的运动超出了脚踝的承受力，造成脚踝软组织损伤，使它出现了一定的疼痛症状，严重者可造成脚踝滑膜炎、创伤性关节炎等疾病，早期疼痛可以用毛巾包裹冰块敷在踝部进行冰敷。患者日常生活中不宜扛重物，过度劳累，受寒冷刺激，要注意患肢的保暖，适当的活动。

特效穴位　**1.** 足三里　**2.** 太溪　**3.** 照海
另外再加上灸治承山（见 183 页）效果会更佳。

足三里 舒筋活络、消肿止痛

定位▸ 在小腿前外侧，当犊鼻下 3 寸，距胫骨前缘一横指（中指）。

艾灸▸ 用艾条隔姜灸法灸治足三里穴，以皮肤有温热感为宜。对侧以同样的方法操作。

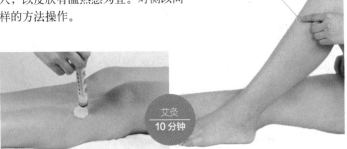

艾灸
10分钟

太溪 疏通局部气血

定位▶ 在足内侧，内踝后方，当内踝尖与跟腱之间的凹陷处。

艾灸▶ 用艾条回旋灸法灸治太溪穴，以施灸部位出现红晕为度。对侧以同样的方法操作。

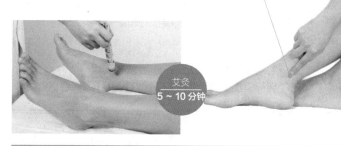

艾灸
5～10分钟

照海 舒筋活络、消肿止痛

定位▶ 在足部内侧，内髁尖正下方凹陷处。

艾灸▶ 用艾条回旋灸法灸治照海穴，热力要能够深入体内，直达病所。对侧以同样的方法操作。

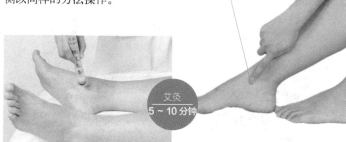

艾灸
5～10分钟

小腿抽筋

　　小腿抽筋又称肌肉痉挛，是肌肉自发性的强直性收缩现象。小腿肌肉痉挛最为常见，是由于腓肠肌痉挛所引起，发作时会有酸胀或剧烈的疼痛。外界环境的寒冷刺激、出汗过多、疲劳过度、睡眠不足、缺钙、睡眠姿势不好都会引起小腿肌肉痉挛。预防腿脚抽筋要注意保暖，调整好睡眠姿势，经常锻炼，适当补钙。

特效穴位　**1.** 委中　**2.** 承山　**3.** 阳陵泉
另外再加上灸治足三里（见017页）效果会更佳。

委中　舒筋通络、活血散瘀

定位▸ 在腘横纹中点，当股二头肌腱与半腱肌肌腱的中间。

艾灸▸ 将点燃的艾灸盒放于委中穴上灸治，以皮肤有温热感为宜，至局部皮肤潮红透热为度。

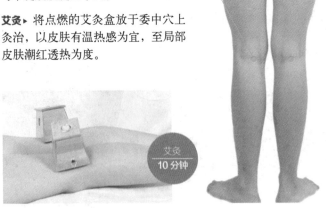

艾灸
10分钟

承山 舒筋通络、行气活血

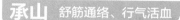

定位▶ 在小腿后面正中，当伸直小腿或足跟上提时，腓肠肌肌腹下出现的尖角凹陷处。

艾灸▶ 用艾条温和灸法灸治承山穴，以皮肤有温热感为宜。对侧以同样的方法操作。

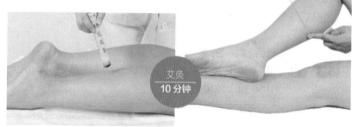

艾灸
10分钟

阳陵泉 舒筋活络、强健腰膝

定位▶ 在小腿外侧，当腓骨小头前下方凹陷处。

艾灸▶ 用艾条温和灸法灸治阳陵泉穴，以施灸部位出现红晕为度。对侧以同样的方法操作。

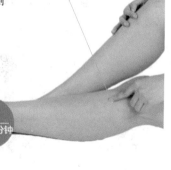

艾灸
5～10分钟

腰酸背痛

　　腰酸背痛是指脊柱骨和关节及其周围软组织等病损的一种症状，常用以形容劳累过度。劳累后加重，休息后可减轻，日积月累，可使肌纤维变性，甚而少量撕裂，形成疤痕或纤维索条，遗留长期慢性腰背痛。中医认为本病因感受寒湿、湿热、气滞血瘀、肾亏体虚或跌仆外伤所致。

特效穴位　1. 肾俞　2. 委中　3. 大肠俞
另外再加上灸治命门（见 025 页）、腰阳关（见 115 页）效果会更佳。

肾俞　调肾气、强腰脊

定位▶ 在腰部，当第二腰椎棘突下，旁开 1.5 寸。

艾灸▶ 点燃艾灸盒放于肾俞穴上灸治，热力要能够深入体内，直达病所，注意施灸温度的调节。

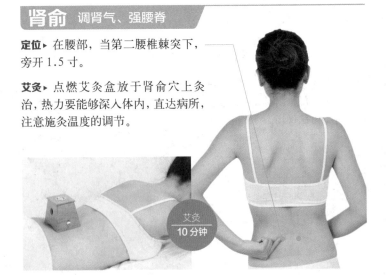

艾灸
10分钟

委中 舒筋通络、祛除风湿

定位▶ 在腘横纹中点，当股二头肌腱与半腱肌肌腱的中间。

艾灸▶ 用艾条温和灸法灸治委中穴，以皮肤有温热感为宜。对侧以同样的方法操作。

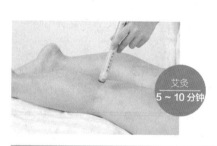

艾灸
5～10分钟

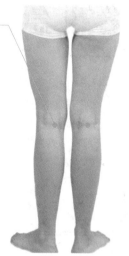

大肠俞 祛湿清热、理气化滞

定位▶ 在腰部，当第四腰椎棘突下，旁开 1.5 寸。

艾灸▶ 点燃艾灸盒放于大肠俞穴上灸治，以受灸者能忍受的最大热度为佳，注意不可灼伤皮肤。

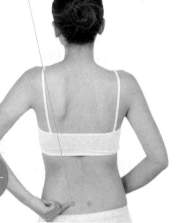

艾灸
10分钟

急性腰扭伤

　　急性腰扭伤是由于腰部的肌肉、筋膜、韧带等部分软组织突然受到外力的作用过度牵拉所引起的急性损伤，主要原因有肢体姿势不正确、动作不协调、用力过猛、活动时无准备、活动范围大等。临床表现有：伤后立即出现剧烈疼痛，腰部无力，疼痛为持续性的，严重者可造成关节突骨折和隐性脊椎裂等疾病。

特效穴位　　1. 肾俞　　2. 委中　　3. 腰阳关
另外再加上灸治腰眼（见 116 页）效果会更佳。

肾俞　调肾气、强腰脊

定位▶ 在腰部，当第二腰椎棘突下，旁开 1.5 寸。

艾灸▶ 点燃艾灸盒放于肾俞穴上灸治，以受灸者能忍受的最大热度为佳，注意不可灼伤皮肤。

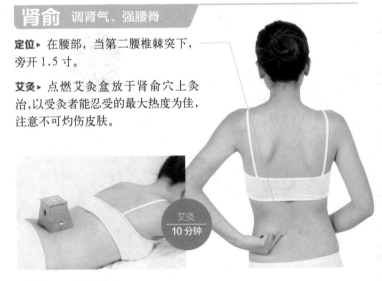

艾灸
10分钟

委中 活血化瘀、消肿止痛

定位▸ 在腘横纹中点，当股二头肌腱与半腱肌肌腱的中间。

艾灸▸ 用艾条温和灸法灸治委中穴，以皮肤有温热感为宜。对侧以同样的方法操作。

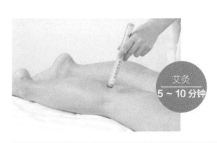

艾灸
5~10分钟

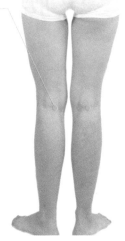

腰阳关 祛寒除湿、舒筋活络

定位▸ 在腰部，当后正中线上，第四腰椎棘突下凹陷中。

艾灸▸ 点燃艾灸盒放于腰阳关穴上灸治，以皮肤有温热感为宜，至局部皮肤潮红透热为度。

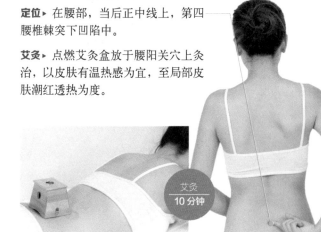

艾灸
10分钟

腰椎间盘突出

腰椎间盘突出是指由于腰椎间盘退行性改变后弹性下降而膨出椎间盘，纤维环破裂髓核突出，压迫神经根、脊髓而引起的以腰腿痛为主的临床特征。主要临床症状有：腰痛，可伴有臀部、下肢放射状疼痛，严重者会出现大、小便障碍，会阴和肛周异常等症状。中医认为本病主要因肝肾亏损，外感风寒湿邪等所致。

特效穴位　　**1.** 大肠俞　**2.** 委中　**3.** 夹脊
另外再加上阳陵泉（见 098 页）效果更佳。

大肠俞 舒筋通络、活血化瘀

定位▶ 在腰部，当第四腰椎棘突下，旁开 1.5 寸。

艾灸▶ 将点燃的艾灸盒放于大肠俞穴上灸治，以皮肤有温热感为宜，至局部皮肤潮红透热为度。

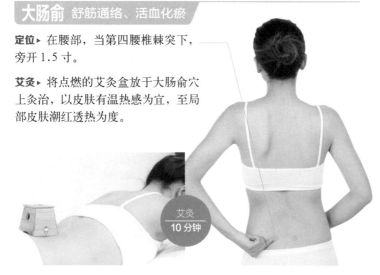

艾灸
10分钟

委中 舒筋通络、活血化瘀

定位▶ 在腘横纹中点，当股二头肌腱与半腱肌肌腱的中间。

艾灸▶ 将点燃的艾灸盒放于委中穴上灸治，以皮肤有温热感为宜，至局部皮肤潮红透热为度。

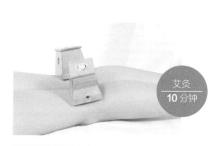

艾灸
10分钟

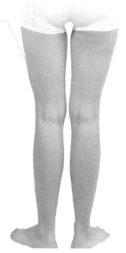

夹脊 舒筋活血、通络止痛

定位▶ 在第一胸椎至第五腰椎，后正中线旁开0.5寸，一侧17穴。

艾灸▶ 用艾条以回旋灸法由上至下灸治夹脊穴，热力要能够深入体内，直达病所，注意施灸温度的调节。

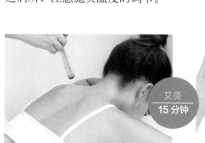

艾灸
15分钟

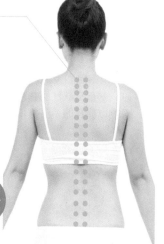

坐骨神经痛

　　坐骨神经痛指坐骨神经病变，沿坐骨神经通路即腰、臀部、大腿后、小腿后外侧和足外侧发生的疼痛症状群，呈烧灼样或刀刺样疼痛，夜间痛感加重。典型表现为一侧腰部、臀部疼痛，并向大腿后侧、小腿后外侧延展，咳嗽、活动下肢、弯腰、排便时疼痛加重，日久，患侧下肢出现肌肉萎缩，或出现跛行。

特效穴位 ▶
1. 环跳　**2.** 殷门　**3.** 阳陵泉
另外再加上灸治肾俞（见 051 页）、足三里（见 017 页）效果会更佳。

环跳　通经活络、舒筋止痛

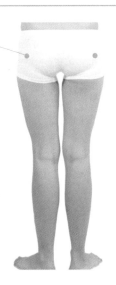

定位 ▶ 在股外侧面，当股骨大转子最凸点与骶管裂孔连线的外 1/3 与中 1/3 交点处。

艾灸 ▶ 用艾条温和灸法灸治环跳穴，施灸时以局部皮肤红润并有灼热感为度。对侧以同样的手法操作。

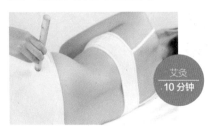

艾灸
10分钟

殷门 舒筋、活络、止痛

定位▶ 在大腿后面，当承扶与委中的连线上，承扶下6寸。

艾灸▶ 将点燃的艾灸盒放于殷门穴上灸治，以皮肤有温热感为宜，至局部皮肤透热为度。

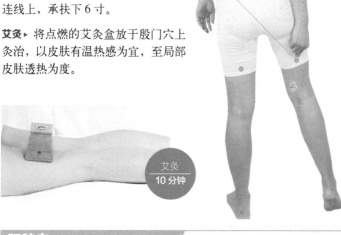

艾灸
10分钟

阳陵泉 舒筋活络、强健腰膝

定位▶ 在小腿外侧，当腓骨头前下方凹陷处。

艾灸▶ 用艾条温和灸法灸治阳陵泉穴，施灸时以局部皮肤红润并有灼热感为度。对侧以同样的手法操作。

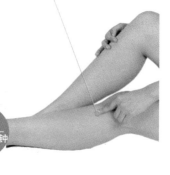

艾灸
5～10分钟

鼻炎

鼻炎是五官科最常见的疾病之一，一般可分为急性鼻炎及过敏性鼻炎等。急性鼻炎俗称"伤风"、"感冒"，多为急性呼吸道感染的一个并发症，以鼻塞、流涕、打喷嚏为主要症状。过敏性鼻炎又名变态反应性鼻炎，以鼻黏膜潮湿水肿、黏液腺增生、上皮下嗜酸细胞浸润为主的一种异常反应。

特效穴位   1. 迎香   2. 风府   3. 合谷
另外再加上灸治肺俞（见 023 页）效果会更佳。

迎香 通鼻窍、散风热

定位▶ 在鼻翼外缘中点旁，当鼻唇沟中。

艾灸▶ 用艾条回旋灸法灸治迎香穴，以皮肤有温热感为宜。对侧以同样的方法操作。

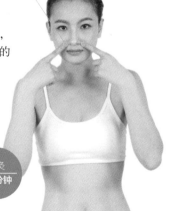

艾灸
10 分钟

风府 疏风散寒、宣通鼻窍

定位▶ 在项部，当后发际正中直上1寸，枕外隆凸直下，两侧斜方肌之间凹陷中。

艾灸▶ 用艾条回旋灸法灸治风府穴，艾灸时可用手按住头发，以防艾火烧到头发。

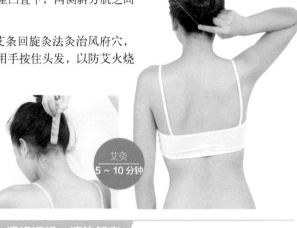

艾灸
5~10分钟

合谷 通经活经、清热解表

定位▶ 在手背，第一、二掌骨间，当第二掌骨桡侧的中点处。

艾灸▶ 将艾炷点燃置于合谷穴上，如患者感觉皮肤灼痛则更换艾炷继续灸治。

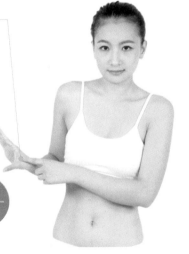

艾灸
5壮

鼻出血

　　鼻出血是常见的临床症状之一，鼻腔黏膜中的微细血管分布很密，敏感且脆弱，容易破裂而致出血。引起偶尔流鼻血的原因有上火、脾气暴躁、心情焦虑，或被异物撞击，人为殴打等原因。鼻出血可由鼻腔本身疾病引起，也可能是全身性疾病所诱发。鼻出血的患者平常要多食水果蔬菜类容易消化的食物，勿食刺激性、易上火的食物，做好鼻部保护措施。

特效穴位　1. 迎香　**2.** 合谷　**3.** 三阴交

迎香　通鼻窍、散风热

定位▶ 在鼻翼外缘中点旁，当鼻唇沟中。

艾灸▶ 用艾条悬灸法灸治迎香穴，以皮肤有温热感为宜。对侧以同样的方法操作。

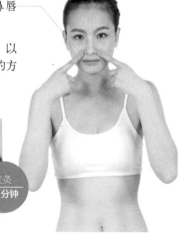

艾灸
10分钟

定位▶ 在手背，第一、二掌骨间，当第二掌骨桡侧的中点处。

艾灸▶ 用艾条温和灸法灸治合谷穴，以皮肤有温热感为宜。对侧以同样的方法操作。

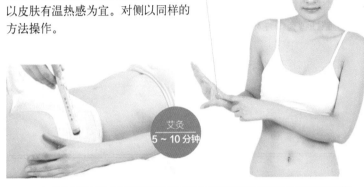

艾灸
5～10分钟

三阴交 健脾理血、益肾平肝

定位▶ 在小腿内侧，当足内踝尖上3寸，胫骨内侧缘后方。

艾灸▶ 用艾条温和灸法灸治三阴交穴，以出现循经感传现象为佳。对侧以同样的方法操作。

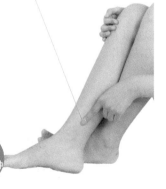

艾灸
5～10分钟

中耳炎

中耳炎可分为非化脓性及化脓性两大类。化脓性中耳炎以耳内流脓为主要表现，同时还伴有耳内疼痛、胸闷等症状。化脓性者有急性和慢性之分。非化脓性者包括分泌性中耳炎、气压损伤性中耳炎等。特异性炎症一般比较少见，如结核性中耳炎等。中医认为，此病属于"脓耳"、"聤耳"。

特效穴位　　**1.** 耳门　**2.** 翳风　**3.** 合谷
另外再加上灸治风池（见 172 页）效果会更佳。

耳门　开窍聪耳、泄热活络

定位▶ 在面部，当耳屏上切迹的前方，下颌骨髁突后缘，张口有凹陷处。

艾灸▶ 用艾条回旋灸法灸治耳门穴，以皮肤有温热感为宜。对侧以同样的方法操作。

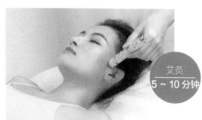

艾灸
5 ~ 10 分钟

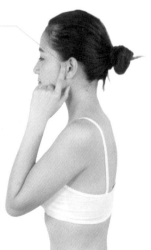

翳风 疏风散热、行气开窍

定位▶ 在耳垂后方，当乳突与下颌角之间的凹陷处。

艾灸▶ 用艾条回旋灸法灸治翳风穴，以出现明显的循经感传现象为佳。对侧以同样的方法操作。

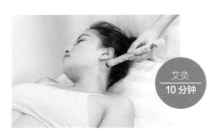
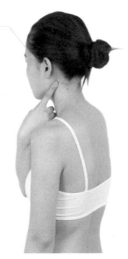

艾灸
10分钟

合谷 镇静止痛、通经活经

定位▶ 在手背，第一、二掌骨间，当第二掌骨桡侧的中点处。

艾灸▶ 用艾条悬灸法灸治合谷穴，以施灸部位出现红晕为度。对侧以同样的方法操作。

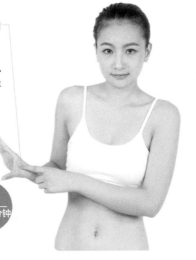

艾灸
5～10分钟

口腔溃疡

　　口腔溃疡又称"口疮"，是因不讲卫生或饮食不当，还可能是因身体关系造成的舌尖或口腔黏膜产生发炎、溃烂，而导致进食不畅。常见症状有，在口腔内唇、舌、颊黏膜、齿龈、硬腭等处出现白色或淡黄色大小不等的溃烂点，常伴有烦躁不安、身体消瘦、发热等症状。患了口疮，要注意口腔卫生，多喝水。

特效穴位　1. 地仓　2. 内庭　3. 廉泉
另外再加上灸治合谷（见193页）、太溪（见181页）效果会更佳。

地仓　祛风止痛、开关通窍

定位▶ 在面部，口角外侧，上直对瞳孔。

艾灸▶ 用艾条温和灸法灸治地仓穴及其周围组织，以皮肤有温热感为宜。对侧以同样的方法操作。

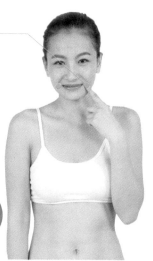

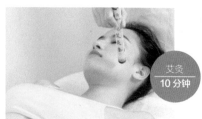

艾灸
10分钟

内庭 清胃泻火、理气止痛

定位▶ 在足背，当第二、第三趾间，趾蹼缘后方赤白肉际处。

艾灸▶ 用艾条雀啄灸法灸治内庭穴，以出现明显的循经感传现象为佳。对侧以同样的方法操作。

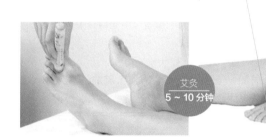

艾灸
5～10分钟

廉泉 清火利咽、消肿止痛

定位▶ 在颈部，当前正中线上，结喉上方，舌骨上缘凹陷处。

艾灸▶ 用艾条温和灸法灸治廉泉穴，以施灸部位出现红晕为度。对侧以同样的方法操作。

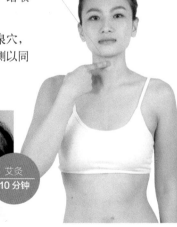

艾灸
10分钟

急性扁桃体炎

　　扁桃体位于扁桃体隐窝内，是人体呼吸道的第一道免疫器官。但它的免疫能力只能达到一定的效果，当吸入的病原微生物数量较多或毒力较强的病原菌时，就会引起相应的症状，如出现红肿、疼痛、化脓，高热畏寒，伴有头痛，咽痛，发热等症状。若治疗不及时会转为慢性扁桃体炎，严重者可引起肾炎等并发症。

特效穴位
1. 列缺　2. 内庭　3. 大椎
另外再加上灸治曲池（见018页）、肺俞（见023页）效果会更佳。

列缺　宣肺理气、清热利咽

定位▶ 在前臂桡侧缘，桡骨茎突上方，腕横纹上1.5寸，当肱桡肌与拇长展肌腱之间。

艾灸▶ 用艾条回旋灸法灸治列缺穴，以皮肤有温热感为宜。对侧以同样的方法操作。

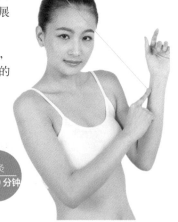

艾灸
5～10分钟

内庭 清胃泻火、理气止痛

定位▶ 在足背，当第二、三趾间，趾蹼缘后方赤白肉际处。

艾灸▶ 用艾条悬灸法灸治内庭穴，以出现明显的循经感传现象为佳。对侧以同样的方法操作。

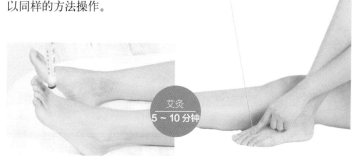

艾灸
5~10分钟

大椎 清热解表、补虚宁神

定位▶ 在后正中线上，第七颈椎棘突下凹陷中。

艾灸▶ 用艾条悬灸法灸治大椎穴，以受灸者能忍受的最大热度为佳，至穴位皮肤潮红为度。

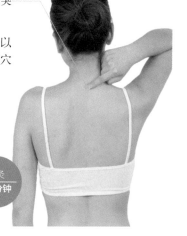

艾灸
10分钟

颞下颌关节功能紊乱综合征

颞下颌关节紊乱综合征是指颞下颌关节部位在运动过程中出现杂音、下颌运动障碍、咀嚼肌疼痛等症状的征候群。本病好发于 20 ~ 30 岁的青壮年，多属于功能紊乱，或结构紊乱或器质性改变，主要临床表现为颞下颌关节区酸胀疼痛、运动时弹响、张口运动障碍等，还可伴有颞部疼痛、头晕、耳鸣等症状。

特效穴位　**1.** 听宫　**2.** 下关　**3.** 颊车
另外再加上灸治脾俞（见085页）、肝俞（见055页）效果会更佳。

听宫　疏通面颊部经气

定位▶ 在面部，耳屏前，下颌骨髁状突的后方，张口时呈凹陷处。

艾灸▶ 用艾条悬灸法灸治听宫穴，以皮肤有温热感为宜。对侧以同样的方法操作。

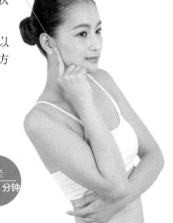

艾灸
5 ~ 10 分钟

下关 疏散风邪、消肿止痛

定位▶ 在面部耳前方，当颧弓与下颌切迹所形成的凹陷中。

艾灸▶ 用艾条悬灸法灸治下关穴，以出现明显的循经感传现象为佳。对侧以同样的方法操作。

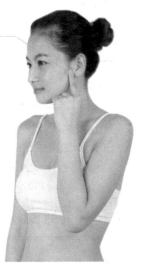

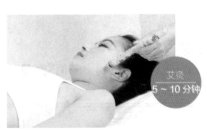

艾灸
5～10分钟

颊车 疏风通络、利节消肿

定位▶ 在面颊部，下颌角前上方约一横指（中指），当咀嚼时咬肌隆起，按之凹陷处。

艾灸▶ 用艾条悬灸法灸治颊车穴，以皮肤有温热感为宜。对侧以同样的方法操作。

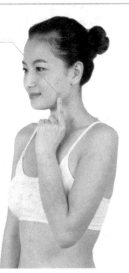

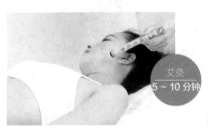

艾灸
5～10分钟

梅尼埃综合征

　　梅尼埃综合征表现为阵发性突发眩晕、耳聋、耳鸣及耳内闷胀感，持续数分钟或数周，突然消失或逐渐减轻，常伴恶心、呕吐、面色苍白、出冷汗、血压下降等自主神经反射症状。其发病因素主要是自主神经功能紊乱，代谢与内分泌功能障碍，内淋巴吸收障碍及遗传因素等。

特效穴位
1. 百会　**2.** 风池　**3.** 神阙
另外再加上灸治内关（见 027 页）、三阴交（见 063 页）效果会更佳。

百会　提神醒脑、防治眩晕

定位▸ 在头部，当前发际正中直上 5 寸，或两耳尖连线的中点处。

艾灸▸ 用艾条回旋灸法灸治百会穴，以局部透热为度，艾灸时可用手按住头发，以防艾火烧到头发。

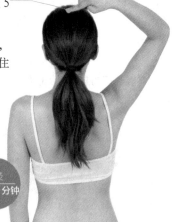

艾灸
5～10分钟

风池 醒脑开窍、平肝熄风

定位▶ 在项部，当枕骨之下，与风府相平，胸锁乳突肌与斜方肌上端之间的凹陷处。

艾灸▶ 用艾条悬灸法灸治风池穴，以局部透热为度，艾灸时可用手按住头发，以防艾火烧到头发。

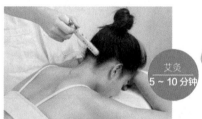
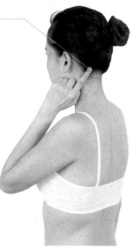

艾灸
5 ~ 10 分钟

神阙 温阳救逆、健运脾胃

定位▶ 在腹中部，脐中央。

艾灸▶ 将点燃的艾灸盒放于神阙穴上灸治，以皮肤有温热感为宜，至局部皮肤潮红透热为度。

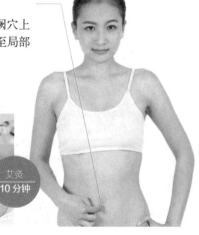

艾灸
10 分钟

痤疮

痤疮是美容皮肤科最常见的病症，又叫青春痘、粉刺、毛囊炎，多发于面部。痤疮的发生原因较复杂，与多种因素有关，如饮食结构不合理、精神紧张、脏腑功能紊乱、生活或工作环境不佳、某些微量元素缺乏、遗传因素、便秘等。但主要诱因是青春期发育成熟，体内雄性激素水平升高，即形成粉刺。

特效穴位　1. 中脘　2. 曲池　3. 合谷
另外再加上灸治大椎（见201页）效果会更佳。

中脘　健脾和胃、利湿化痰

定位▸ 在上腹部，前正中线上，当脐中上4寸。

艾灸▸ 将点燃的艾灸盒放于中脘穴上灸治，以皮肤有温热感为宜，至局部皮肤潮红透热为度。

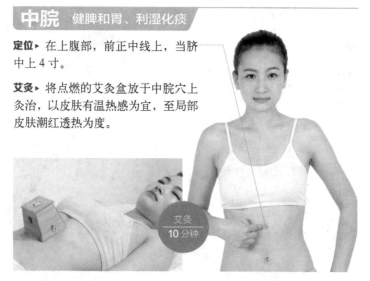

艾灸
10分钟

曲池 清热和营、凉血解毒

定位▸ 在肘横纹外侧端，屈肘，当尺泽与肱骨外上髁连线中点。

艾灸▸ 用艾条雀啄法灸治曲池穴，以出现明显的循经感传现象为佳。对侧以同样的方法操作。

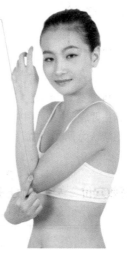

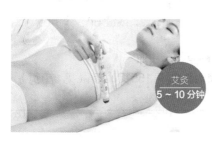

艾灸
5～10分钟

合谷 疏风解表、通经活络

定位▸ 在手背，第一、二掌骨间，当第二掌骨桡侧的中点处。

艾灸▸ 用艾条雀啄法灸治合谷穴，以皮肤有温热感为宜。对侧以同样的方法操作。

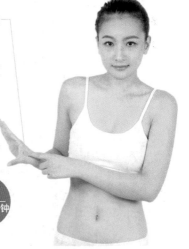

艾灸
5～10分钟

黄褐斑

　　黄褐斑，又称"蝴蝶斑"、"肝斑"，是有黄褐色色素沉着的皮肤病。内分泌异常是本病发生的主要原因，与妊娠、月经不调、痛经、失眠、慢性肝病及日晒等有一定的关系。临床主要表现为颜面中部有对称蝴蝶状的黄褐色斑片，边缘清楚。中医学认为，本病由肝气郁结，气血瘀滞，或肾阳虚寒等所致。

| **特效穴位** | 1. 神阙　2. 颧髎　3. 太冲
另外再加上灸治脾俞（见155页）、肾俞（见170页）效果会更佳。 |

神阙　温肾健脾、行气散寒

定位▶ 在腹中部，脐中央。

艾灸▶ 在神阙穴上放置 0.2～0.3 厘米厚的姜片，用艾条隔姜灸法灸治神阙穴，至患者感觉局部温热舒适而不灼烫为宜。

艾灸
10分钟

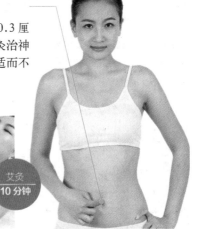

颧髎　疏调面部气血

定位▸ 在面部，当目外眦直下，颧骨下缘凹陷处。

艾灸▸ 用艾条回旋灸法灸治颧髎穴，以皮肤有温热感为宜。对侧以同样的方法操作。

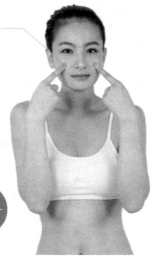

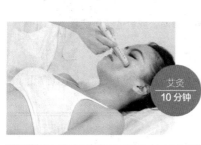

艾灸
10分钟

太冲　疏肝理气、活血化瘀

定位▸ 在足背侧，当第一跖骨间隙的后方凹陷处。

艾灸▸ 用艾条回旋灸法灸治太冲穴，以皮肤有温热感为宜。对侧以同样的方法操作。

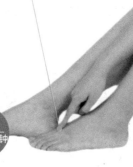

艾灸
5～10分钟

荨麻疹

　　荨麻疹俗称风疹块，中医称"瘾疹"，是一种常见的变态反应性疾病。本病多属突然发病，常因饮食、药物、肠道寄生虫、化学因素、精神因素及全身性疾患等引起发病。轻者以瘙痒为主，疹块散发出现。重者疹块大片融合，遍及全身，或伴有恶心、呕吐、发热、腹痛、腹泻，或其他全身症状。

| 特效穴位 | **1.** 合谷　**2.** 行间　**3.** 风池
另外再加上灸治风府（见193页）、列缺（见017页）效果会更佳。 |

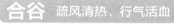

合谷　疏风清热、行气活血

定位▶ 在手背，第一、二掌骨间，当第二掌骨桡侧的中点处。

艾灸▶ 将艾炷点燃置于合谷穴上，如患者感觉皮肤灼痛则更换艾炷继续灸治。对侧以同样的方法操作。

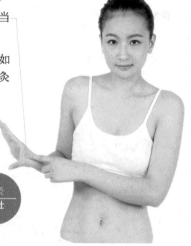

艾灸
3壮

行间 调理肝肾、清热熄风

定位▶ 在足背侧，当第一、二趾间，趾蹼缘的后方赤白肉际处。

艾灸▶ 用艾炷隔姜灸法灸治行间穴和足背高点穴区，施灸时以局部皮肤红润并有灼热感为度。对侧以同样的方法操作。

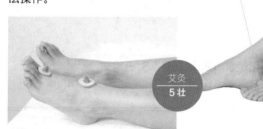

艾灸
5壮

风池 疏风清热、调和营卫

定位▶ 在项部，当枕骨之下，与风府相平，胸锁乳突肌与斜方肌上端之间的凹陷处。

艾灸▶ 用艾条悬灸法灸治风池穴，以皮肤有温热感为宜。对侧以同样的方法操作。

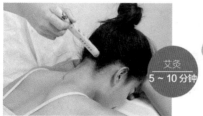

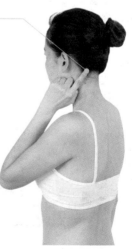

艾灸
5～10分钟

脚气

脚气俗称"香港脚"，是一种常见的感染性皮肤病，主要由真菌感染引起。常见的主要致病菌是红色毛癣菌，好发于足跖部和趾间，皮肤癣菌感染也可延及到足跟及足背。成人中70%~80%的人有脚气，其主要症状是足跖部和脚趾间瘙痒、脱皮、起疱、真菌传播等，甚至引起手癣。

特效穴位　　1. 阳陵泉　2. 足三里　3. 三阴交
　　　　　　　　4. 丰隆　　5. 涌泉

阳陵泉 清热化湿、凉血止痒

定位▶ 在小腿外侧，当腓骨小头前下方凹陷处。

艾灸▶ 用艾条回旋灸法灸治阳陵泉穴，以皮肤有温热感为宜。对侧以同样的方法操作。

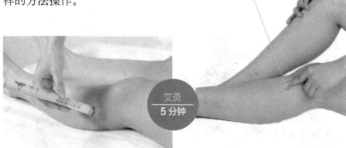

艾灸
5分钟

足三里 通经活络、防病保健

定位▸ 在小腿前外侧，当犊鼻下3寸，距胫骨前缘一横指（中指）。

艾灸▸ 用艾条回旋灸法灸治足三里穴，以施灸部位出现红晕为度。对侧以同样的方法操作。

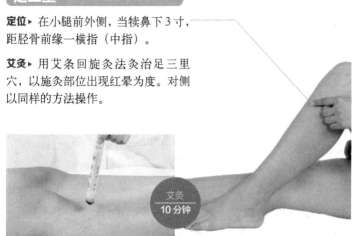

艾灸
10分钟

三阴交 健脾利湿、调节肝肾

定位▸ 在小腿内侧，当足内踝尖上3寸，胫骨内侧缘后方。

艾灸▸ 用艾条温和灸法灸治三阴交穴，以穴位皮肤潮红为度。对侧以同样的方法操作。

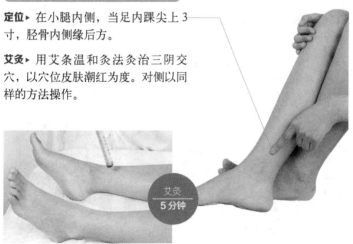

艾灸
5分钟

丰隆 祛湿化痰

定位▸ 在小腿前外侧，当外踝尖上 8 寸，条口外，距胫骨前缘二横指（中指）。

艾灸▸ 用艾条温和灸法灸治丰隆穴，以皮肤有温热感为宜。对侧以同样的方法操作。

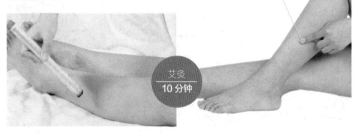

艾灸
10 分钟

涌泉 滋阴益肾、平肝熄风

定位▸ 在足前部凹陷处，足掌心前 1/3 与后 2/3 交点凹陷处。

艾灸▸ 用艾条温和灸法灸治涌泉穴，以受灸者能忍受的最大热度为佳。对侧以同样的方法操作。

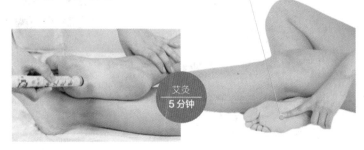

艾灸
5 分钟

第3章

艾灸养生，
未病先防

　　"不治已病治未病"是早在《黄帝内经》中就提出来的防病养生谋略。著名医家朱震享在《格致余论》中说："与其求疗于有病之后，不若摄养于无疾之先……未病而先治，所以明摄生之理。"本章将图文分解，详细介绍9种身体保健的艾灸疗法。

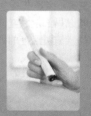

健脾养胃

　　现代社会生活节奏加快，压力大，人们饮食不规律，常常暴饮暴食，导致各种胃部疾病的发作，而这些因素也会造成"脾虚"，出现胃部胀痛、食欲差、便溏、疲倦乏力等症状。很多人只是注意到了胃部的表现，其实脾胃都要"三分治七分养"。研究表明：刺激人体穴位可以行气活血、舒经通络，达到健脾养胃的效果。

特效穴位　**1.** 中脘　**2.** 足三里　**3.** 脾俞
另外再加上灸治天枢（见087页）效果会更佳。

中脘　健脾和胃、补益气血

定位▶ 在上腹部，前正中线上，当脐中上4寸。

艾灸▶ 点燃艾灸盒灸治中脘穴，施灸时以局部皮肤红润并有灼热感为度，注意施灸温度的调节。

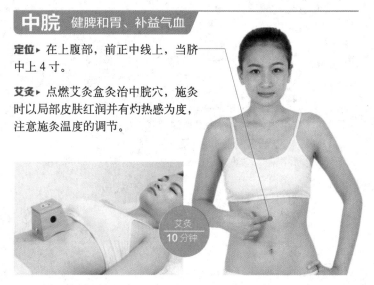

艾灸
10分钟

足三里 调理脾胃、补中益气

定位▶ 在小腿前外侧，当犊鼻下3寸，距胫骨前缘一横指（中指）。

艾灸▶ 用艾条雀啄灸法灸治足三里穴，施灸时以感觉局部温热舒适而不灼烫为宜。对侧以同样的方法操作。

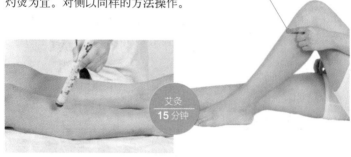

艾灸
15分钟

脾俞 健脾和胃、利湿升清

定位▶ 在背部，当第十一胸椎棘突下，旁开1.5寸。

艾灸▶ 点燃艾灸盒放于脾俞穴上灸治，施灸时以受灸者能忍受的最大热度为佳，注意不可灼伤皮肤。

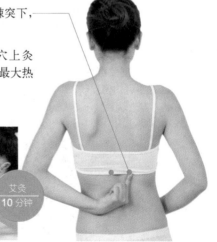

艾灸
10分钟

养心安神

心烦意乱，睡眠浅表，稍有动静就会惊醒是焦虑性失眠症的常见症状，也是亚健康的表现。焦虑、睡眠质量差以及精神恍惚等都与人的心态有着密切的联系，对工作和生活都会产生很严重的影响。研究表明：刺激人体某些穴位可以疏解心烦气闷，达到安神的效果，有助于睡眠，也可以辅助保障自己的身体健康。

特效穴位　　1. 膻中　　2. 心俞　　3. 神门
另外再加上灸治内关（见 027 页）效果会更佳。

膻中　行气活血、舒畅心胸

定位▸ 在胸部，当前正中线上，平第四肋间，两乳头连线的中点。

艾灸▸ 用艾条悬灸法灸治膻中穴，施灸时以局部皮肤红润并有灼热感为度，注意不可灼伤皮肤。

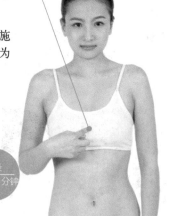

艾灸
5 ~ 10 分钟

心俞 补心安神、通经行气

定位▸ 在背部,当第五胸椎棘突下,旁开1.5寸。

艾灸▸ 点燃艾灸盒放于心俞穴上灸治,施灸时以感到舒适无灼痛感为度,注意不可灼伤皮肤。

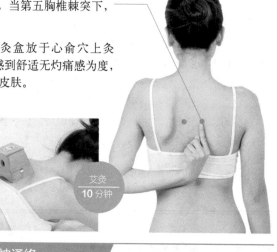

艾灸
10分钟

神门 安神通络

定位▸ 在腕部,腕掌侧横纹尺侧端,尺侧腕屈肌腱的桡侧凹陷处。

艾灸▸ 用艾条回旋灸法灸治神门穴,施灸时以出现明显的循经感传现象为佳。对侧以同样的方法操作。

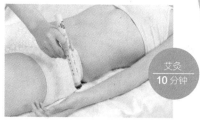

艾灸
10分钟

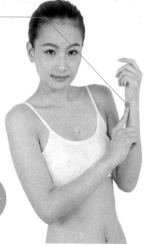

疏肝解郁

现代年轻人常用郁闷、纠结来形容心情压抑、忧郁和各种不良的精神状态。抑郁多因七情所伤，导致肝气郁结。肝是人体的将军之官，它调节血液，指挥新陈代谢，承担着解毒和废物排泄的任务，同时保证人体血气通畅。研究表明：刺激人体穴位可以疏肝解郁、养肝明目，还可以缓解肝区疼痛，起到更好的养肝、护肝效果。

特效穴位 1. 内关 2. 太冲 3. 肝俞
另外再加上灸治三阴交（见 063 页）效果会更佳。

内关 宁心安神、理气和胃

定位▶ 在前臂掌侧，当曲泽与大陵的连线上，腕横纹上 2 寸，掌长肌腱与桡侧腕屈肌腱之间。

艾灸▶ 用艾条回旋灸法灸治内关穴，施灸时以出现明显的循经感传现象为佳。对侧以同样的方法操作。

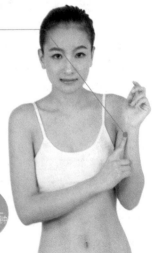

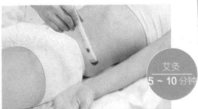

艾灸
5～10 分钟

太冲 平肝理血、清利下焦

定位▸ 在足背侧，当第一跖骨间隙的后方凹陷处。

艾灸▸ 用艾条温和灸法灸治太冲穴，施灸时以施灸部位出现红晕为度。对侧以同样的方法操作。

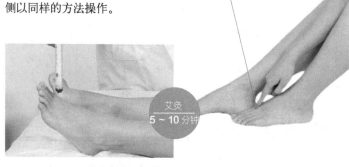

艾灸
5～10分钟

肝俞 疏肝理气解郁

定位▸ 在背部，当第九胸椎棘突下，旁开1.5寸。

艾灸▸ 将点燃的艾灸盒放于肝俞穴上灸治，以皮肤有温热感但无疼痛感为宜，至局部皮肤透热为度。

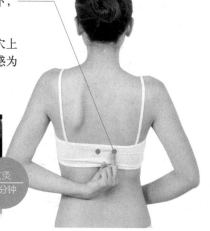

艾灸
10分钟

宣肺理气

　　肺病是目前临床上比较常见的疾病之一，是在外感或内伤等因素影响下，造成肺脏功能失调和病理变化的病证，经常会有咳嗽、流涕、气喘等。平时可以到空气新鲜的地方锻炼，做深呼吸。研究表明：刺激人体穴位可以滋阴润肺、开瘀通窍、调理肺气，在预防肺部疾病方面有很好的效果。

特效穴位　　1. 膻中　2. 肺俞　3. 太渊
另外再加上灸治大椎（见 019 页）、足三里（见 017 页）效果会更佳。

膻中　行气活血、宽胸理气

定位▶ 在胸部，当前正中线上，平第四肋间，两乳头连线的中点。

艾灸▶ 用艾条悬灸法灸治膻中穴，施灸时以局部皮肤红润有灼热感为度，注意施灸温度的调节。

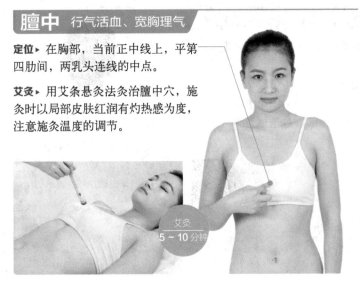

艾灸
5～10 分钟

肺俞 调补肺气

定位▶ 在背部,当第三胸椎棘突下,旁开 1.5 寸。

艾灸▶ 将燃着的艾灸盒放于肺俞穴上灸治,施灸时以感到舒适无灼痛感、皮肤潮红为度,注意不可灼伤皮肤。

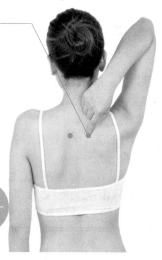

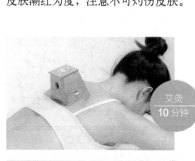

艾灸
10分钟

太渊 止咳化痰、宣肺解表

定位▶ 在腕掌侧横纹桡侧,桡动脉搏动处。

艾灸▶ 用艾条悬灸法灸治太渊穴,施灸时以出现明显的循经感传现象为佳。对侧以同样的方法操作。

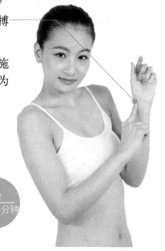

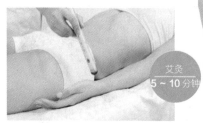

艾灸
5~10分钟

补肾强腰

　　从古至今，似乎补肾是男性的专利，殊不知，夜尿频多、失眠多梦、腰腿酸软、脱发白发、卵巢早衰等症状在现代女性当中也是较为多见的。女性要行经、生产、哺乳，这些都很消耗精气神。研究表明：刺激人体穴位可以疏通经络，调理人体内部的精气神，补充肾气，"肾气足"，则"百病除"。

特效穴位　1. 曲骨　2. 三阴交　3. 太溪
另外再加上灸治中极（见114页）、肾俞（见051页）效果会更佳。

曲骨　补肾调经、调理下焦

定位▶ 在下腹部，当前正中线上，耻骨联合上缘的中点处。

艾灸▶ 点燃艾灸盒放于曲骨穴上灸治，施灸时以局部皮肤红润有灼热感为度。

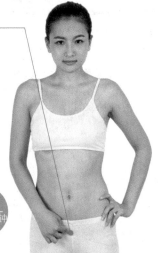

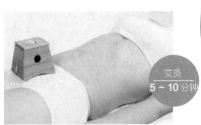

艾灸
5～10分钟

三阴交 健脾利湿、兼调肝肾

定位▸ 在小腿内侧，当足内踝尖上3寸，胫骨内侧缘后方。

艾灸▸ 用艾条温和灸法灸治三阴交穴，施灸时以出现明显的循经感传现象为佳。对侧以同样的方法操作。

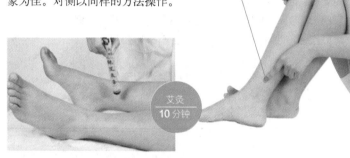

艾灸
10分钟

太溪 壮阳强腰、滋阴益肾

定位▸ 在足内侧，内踝后方，当内踝尖与跟腱之间的凹陷处。

艾灸▸ 用艾条悬灸法灸治太溪穴，施灸时以施灸部位出现红晕为度。对侧以同样的方法操作。

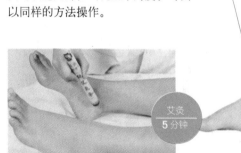

艾灸
5分钟

益气养血

气血对人体最重要的作用就是滋养。气血充足，则人面色红润，肌肤饱满丰盈，毛发润滑有光泽，精神饱满，感觉灵敏。若气血不足皮肤容易粗糙、发暗、发黄、长斑等。研究表明：刺激人体某些穴位可以疏导经络，利于机体内气血的运行，可以互相辅助脏腑的功能，达到益气养血的效果。

特效穴位　**1.** 膻中　**2.** 气海　**3.** 三阴交
另外再加上灸治关元（见 025 页）、足三里（见017 页）效果会更佳。

膻中　行气活血、舒畅心胸

定位▶ 在胸部，当前正中线上，平第四肋间，两乳头连线的中点。

艾灸▶ 用艾条悬灸法灸治膻中穴，施灸时以局部皮肤红润有灼热感、不烫伤皮肤为度。

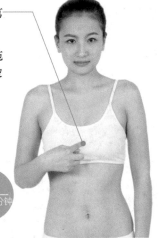

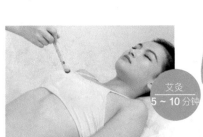

艾灸
5 ~ 10 分钟

气海 温肾健脾、补益气血

定位▶ 在下腹部，前正中线上，当脐中下 1.5 寸。

艾灸▶ 点燃艾灸盒放于气海穴上灸治，施灸时以局部皮肤红润有灼热感为度。

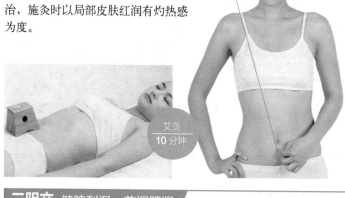

艾灸
10 分钟

三阴交 健脾利湿、兼调肝肾

定位▶ 在小腿内侧，当足内踝尖上 3 寸，胫骨内侧缘后方。

艾灸▶ 用艾条温和灸法灸治三阴交穴，施灸时以出现明显的循经感传现象为佳。对侧以同样的方法操作。

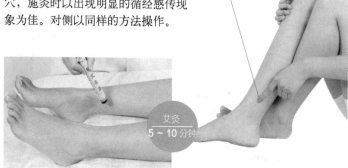

艾灸
5～10 分钟

排毒通便

　　近年来，患便秘的中青年人呈明显上升趋势，工作压力大，心理过度紧张，加上缺乏身体锻炼，活动量小，都是导致便秘的主要原因。便秘会使毒素在体内堆积，影响身体健康。研究表明：刺激人体某些穴位可以调理肠胃、行气活血、舒经活络，对防治便秘及习惯性便秘者改善症状都有良好的效果。

特效穴位　**1.** 天枢　**2.** 支沟　　**3.** 上巨虚
另外再加上灸治足三里（见 017 页）、中脘（见 129 页）效果会更佳。

天枢　调理肠胃、行气通便

定位▶ 在腹中部，距脐中 2 寸。

艾灸▶ 将点燃的艾灸盒放于天枢穴上灸治，以皮肤有温热感但无疼痛感为宜，至局部皮肤潮红透热为度。

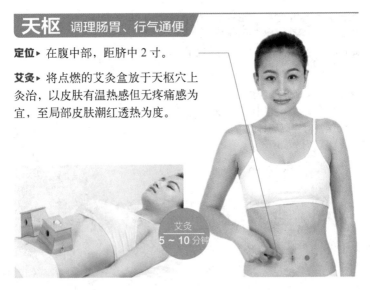

艾灸
5 ~ 10 分钟

支沟 清利三焦、通腑降逆

定位▶ 在前臂背侧，当阳池与肘尖的连线上，腕背横纹上 3 寸，尺骨与桡骨之间。

艾灸▶ 用艾条温和灸法灸治支沟穴，施灸时以局部皮肤红润有灼热感为度。对侧以同样的方法操作。

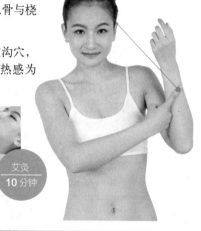

艾灸
10 分钟

上巨虚 调和肠胃、通经活络

定位▶ 在小腿前外侧，当犊鼻下 6 寸，距胫骨前缘一横指（中指）。

艾灸▶ 用艾条温和灸法灸治上巨虚穴，施灸时以局部皮肤红润有灼热感为度。对侧以同样的方法操作。

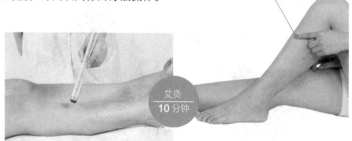

艾灸
10 分钟

消除疲劳

由于现代社会生活节奏快，造成身体较易疲劳。一般可将疲劳分为以下几种：体力疲劳、脑力疲劳、病理疲劳、精神疲劳。人经常疲劳主要是因为身体营养不均衡，免疫力低下所致。研究表明：刺激人体某些穴位可以通调气血，焕发身体活力，促进机体的修复功能，以达到消除疲劳的作用。

特效穴位
1. 百会　**2.** 足三里　**3.** 内关
另外再加上灸治肺俞（见023页）、肾俞（见051页）效果会更佳。

百会　清利头目、健脑安神

定位▶ 在头部，当前发际正中直上5寸，或两耳尖连线的中点处。

艾灸▶ 用艾条回旋灸法灸治百会穴，以局部透热为度，艾灸时可用手按住头发，以防艾火烧到头发。

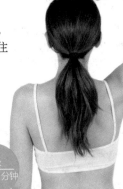

艾灸
5～10分钟

足三里 补中益气、增强免疫

定位▸ 在小腿前外侧，当犊鼻下3寸，距胫骨前缘一横指（中指）。

艾灸▸ 用艾条悬灸法灸治足三里穴，施灸时以局部皮肤红润有灼热感为度。对侧以同样的方法操作。

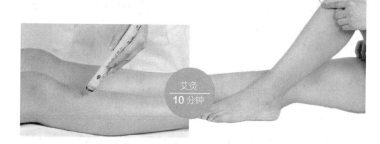

艾灸
10分钟

内关 养心安神、宁神定志

定位▸ 在前臂掌侧，当曲泽与大陵的连线上，腕横纹上2寸，掌长肌腱与桡侧腕屈肌腱之间。

艾灸▸ 用艾条回旋灸法灸治内关穴，施灸时以出现明显的循经感传现象为佳。对侧以同样的方法操作。

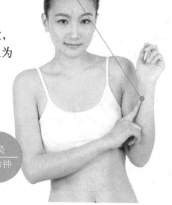

艾灸
15分钟

强身健体

　　人一旦过了 60 岁就感觉身体不中用了，人的免疫功能开始衰退，这时机体就会出现或多或少的问题。人吃五谷杂粮，没有不生病的，而疾病和损伤的确是影响健康和长寿的重要因素。研究表明：刺激人体某些穴位可以调和脏腑，使气血宣通畅达，有效预防和治疗各种疾病，达到强身健体的效果。

特效穴位 　1. 足三里　2. 气海　3. 肾俞
　　　　　　4. 关元　　5. 命门

足三里 强身健体、防病保健

定位▸ 在小腿前外侧，当犊鼻下 3 寸，距胫骨前缘一横指（中指）。

艾灸▸ 用艾条悬灸法灸治足三里穴，施灸时以局部皮肤红润有灼热感为度。对侧以同样的方法操作。

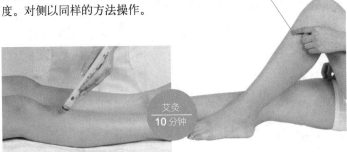

艾灸
10 分钟

气海 益气补虚、益肾固精

定位▶ 在下腹部，前正中线上，当脐中下1.5寸。

艾灸▶ 点燃艾灸盒放于气海穴上灸治，施灸时以局部皮肤红润有灼热感、不烫伤皮肤为度。

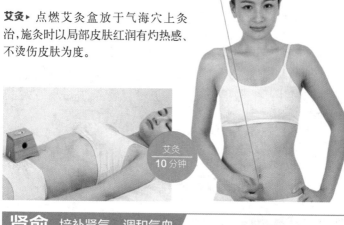

艾灸
10分钟

肾俞 培补肾气、调和气血

定位▶ 在腰部，当第二腰椎棘突下，旁开1.5寸。

艾灸▶ 将燃着的艾灸盒放于肾俞穴上灸治，施灸时以感到舒适无灼痛感、皮肤潮红为度，注意不可灼伤皮肤。

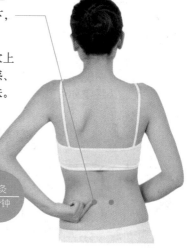

艾灸
5分钟

关元 培肾固本、补气回阳

定位▶ 在下腹部，前正中线上，当脐中下3寸。

艾灸▶ 将点燃的艾灸盒放于关元穴上灸治，以皮肤有温热感但无疼痛感为宜，至局部皮肤潮红为度。

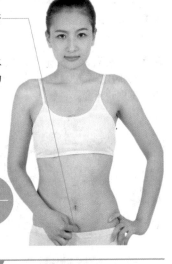

艾灸
5分钟

命门 补肾壮阳

定位▶ 在腰部，当后正中线上，第二腰椎棘突下凹陷中。

艾灸▶ 将点燃的艾灸盒放于命门穴上灸治，以出现明显的循经感传现象为佳，注意施灸温度的调节。

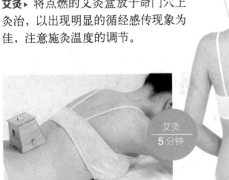

艾灸
5分钟